USSAT-LES-BAINS

ÉTUDES MÉDICALES

SUR LES

EAUX THERMO-MINÉRALES DE CETTE STATION

PAR LE

Docteur Th. BLONDIN

MÉDECIN-INSPECTEUR

Ancien lauréat de la Faculté de Médecine de Montpellier, membre de la Société de Médecine et de Chirurgie pratiques de la même ville; membre de l'Institut catholique et Athénée universel; membre de l'Académie de Halle (Prusse); membre des Sociétés Médico-psychologique et de Médecine de Paris; membre de l'Académie Royale de Médecine et de Chirurgie de Barcelone (Espagne); membre des Académies de belles-lettres, sciences et arts de Venise, Padoue (Italie) et Dijon; membre des Sociétés impériales de médecine et de chirurgie de Marseille, Bordeaux, Nantes et Rouen. — Traducteur et commentateur des œuvres médicales et philosophiques de G. E. Stahl, etc., etc.

PARIS

J.-B. BAILLIÈRE ET FILS, LIBRAIRES DE L'ACADÉMIE DE MÉDECINE

19, rue Hautefeuille, 19.

—

1865.

USSAT-LES-BAINS

OUVRAGES DU MÊME AUTEUR

1° Des corps étrangers des articulations. — Montpellier, in-8, 1845.

2° Des fièvres intermittentes qui règnent dans le canton de Frontignan. — Montpellier, in-8, 1845.

3° Études générales sur les eaux minérales du canton de Frontignan (Balaruc, la Robine, le Boulidou, les Eaux de mer), 1847.

4° Traduction des oeuvres médico-philosophiques et pratiques de G. E. Stahl. — Paris, Montpellier. 9 vol. gr. in-8, 1860-65.

5° Stahl, sa doctrine et ses œuvres. — Paris, gr. in-8, 1861.

6° Du vitalisme animique; études historiques et critiques sur les doctrines physiologiques. — Paris, gr. in-8, 1863.

7° Études historiques et critiques sur la pathologie médicale. — Paris, gr. in-8, 1864.

8° Ussat-les-Bains; études médicales sur les eaux minérales de cette station thermale. — Paris, gr. in-8, 1865.

POUR PARAITRE PROCHAINEMENT

9° Études historiques et critiques sur la thérapeutique; gr. in-8.

10° Études historiques et critiques sur la médecine légale; gr. in-8.

11° De la vraie méthode scientifique appliquée a la médecine; gr. in-8.

12° Travaux divers de philosophie médicale et de médecine pratique.

USSAT-LES-BAINS

ÉTUDES MÉDICALES

SUR LES

EAUX MINÉRALES DE CETTE STATION THERMALE

PAR LE

Docteur Th. BLONDIN

MÉDECIN-INSPECTEUR

Ancien lauréat de la Faculté de Médecine de Montpellier, membre de la Société de Médecine et de Chirurgie pratiques de la même ville; membre de l'Institut catholique et Athénée universel; membre de l'Académie de Halle (Prusse); membre des Sociétés Médico-psychologique et de Médecine de Paris; membre de l'Académie Royale de Médecine et de Chirurgie de Barcelone (Espagne); membre des Académies de belles-lettres, sciences et arts de Venise, Padoue (Italie) et Dijon; membre des Sociétés impériales de médecine et de chirurgie de Marseille, Bordeaux, Nantes et Rouen. — Traducteur et commentateur des œuvres médicales et philosophiques de G. E. STAHL, etc., etc.

PARIS

J.-B. BAILLIÈRE ET FILS, LIBRAIRES DE L'ACADÉMIE DE MÉDECINE

19, rue Hautefeuille, 19.

1865.

PARIS
IMPRIMERIE ET LITHOGRAPHIE FÉLIX MALTESTE ET Ce,
Rue des Deux-Portes-Saint-Sauveur, No 22.

A SON EXCELLENCE

MONSIEUR BÉHIC

Ministre de l'Agriculture, du Commerce et des Travaux publics.

Hommage de mon profond respect!

L'AUTEUR :

Le Dr Th. BLONDIN,

Médecin-Inspecteur, membre de l'Académie de Halle, etc

Il est d'usage, tous les ans, que le médecin-inspecteur, placé à la tête d'une station minérale, présente à Son Excellence M. le Ministre de l'Agriculture, du Commerce et des Travaux publics et à M. le Préfet du département, un rapport sur l'ensemble des faits qui ont précédé, accompagné et suivi la saison thermo-minérale de la présente année. Par ce moyen, l'Administration est tenue au courant de tout ce qui touche de près ou de loin aux intérêts généraux ou locaux de toutes les stations minérales de l'Empire. Elle peut ainsi exercer sciemment sa haute et salutaire influence sur le bien-être et l'amélioration de ces établissements, veiller sur leur prospérité croissante, participer même à leur progrès matériel par une subvention pécuniaire, et, grâce à cet état de choses, la science hydrologique peut marcher en toute sécurité à la conquête de l'avenir qui s'ouvre toujours devant elle plein de richesses inconnues.

Mais le rôle du médecin-inspecteur ne saurait se borner à l'accomplissement de sa tâche officielle et administrative. Une fois ce devoir satisfait, il en est un second non moins obligatoire et sacré pour lui : c'est de porter à la connaissance de l'Académie de médecine, de la Société d'hydrologie médicale, du corps médical entier et du public lui-même, le fruit de ses observations et de ses expérimentations. Convaincu de la puissance réelle des eaux minérales auxquelles il est spécialement attaché, le médecin-inspecteur participe par ce moyen à la juste renommée de son établissement thermal. La science peut ainsi enregistrer, à bon escient, des faits contrôlés par une expérience raisonnée. Le praticien jaloux de la santé de ses malades n'a plus lieu d'hésiter sur le choix des eaux minérales qui conviennent spécialement aux affections diverses dont ces derniers sont atteints. Plus de déception possible ! et désormais marcheront de front les progrès de la science hydrologique, la santé publique et la fortune des établissements thermaux. Aussi est-ce là la triple considération qui m'a fait prendre la plume et qui m'a dicté les lignes qui vont suivre, demandant pour mon unique récompense qu'il me soit donné de participer à la prospérité des sources thermo-minérales dont j'ai été chargé de maintenir la vieille renommée thérapeutique, au rétablissement des nombreux malades qui sont confiés à mes soins, et au progrès incessant de l'hydrologie médicale destinée à devenir l'un des plus beaux apanages de l'art de guérir.

L'auteur des *Études médico-pratiques sur Ussat-les-Bains* ne prétend pas offrir au public et à ses confrères une œuvre complète et sans lacunes. Le présent opuscule est spécialement destiné à propager et à répandre parmi les médecins et dans le monde ses appréciations personnelles sur l'importance vraie des eaux thermo-minérales d'Ussat : 1° au point de vue des maladies pour lesquelles on les a employées jusqu'à ce jour ; 2° au point de vue de certaines affections particulières contre lesquelles les eaux d'Ussat agissent d'une manière spéciale (je veux parler des affections spasmodiques ou vitalo-organiques du système veineux abdominal et de ses annexes) ; 3° enfin, au point de vue de l'action physiologique et thérapeutique, ainsi que de l'efficacité (en quelque sorte spécifique) électro-dynamique de ces eaux thermo-minérales sur les deux systèmes nerveux cérébro-spinal et grand sympathique.

La science pour moi ne saurait se résumer dans l'observation d'un fait, si ce fait, observé depuis des siècles, n'a point été contrôlé par l'expérimentation basée sur le raisonnement. C'est là une vérité dont j'ai acquis la certitude par les études auxquelles je me suis livré depuis quatorze ans que je m'occupe d'hydrologie médicale.

M'appuyant donc sur un passé honorable, mais *tout d'observation*, nous soumettrons les faits acquis à une sérieuse *expérimentation rationnelle* qui constitue, pour nous, la vraie science hydrologique de l'avenir, à laquelle nous devons sacrifier tous nos labeurs.

Toutefois, le présent opuscule ne doit être considéré que comme une simple pierre apportée à l'édifice élevé à l'hydrologie médicale, comme le canevas d'un ouvrage mûrement élaboré sur les Eaux Minérales, et destiné à paraître plus tard. C'est un premier encens brûlé en l'honneur de la nymphe d'Ornolac; c'est un premier hymne chanté sur le seuil de l'antre de Ramploques dont les flancs mystérieux cachent la pudique naïade, qui, de son urne séculaire, prodigue aux visiteurs et aux malades les bienfaits de ses ondes miraculeuses.

Ce que je désire par-dessus tout, c'est de rendre mon livre

utile à tous et instructif pour ceux qui cherchent et veulent la vérité. Je veux que le lecteur trouve dans mes paroles et dans mes conseils un guide sûr, sincère et officiel aux eaux d'Ussat.

Ce travail sera divisé en trois parties, subdivisées en chapitres et en paragraphes. Dans la première partie, après avoir donné quelques généralités historiques sur les eaux minérales, je commencerai mes appréciations locales par la topographie médicale d'Ussat-les-Bains; je continuerai ensuite mes études par des considérations sérieuses sur les propriétés physico-chimiques des eaux thermo-minérales de cette station, et je terminerai cette première partie par un aperçu pratique sur leur aménagement, sur les modes divers d'administration de ces eaux, sur l'usage abusif et irrationnel qu'on en fait et sur les bienfaits que l'hydrothérapie est appelée à rendre aux malades qui fréquentent cet établissement.

La deuxième partie de cette œuvre sera entièrement réservée à l'étude des eaux d'Ussat au point de vue clinique ou médico-pratique. Elle sera divisée en plusieurs chapitres, dans lesquels nous mettrons en relief: 1° le mode d'action physiologique et les vertus médicatrices des eaux thermo-minérales d'Ussat; 2° la part que prennent ces eaux dans une cure hydro-minérale combinée, alors que le *médecin ordinaire* du malade croira devoir faire précéder ou suivre la cure thermale d'Ussat d'un traitement médical, chirurgical ou hydrothérapique quelconque; afin d'assurer à ce traitement (antérieur ou postérieur à la cure thermale d'Ussat) un succès qui ne saurait et ne pourrait être obtenu dans les conditions normales, si le sujet n'est soumis à cette sage et habile combinaison. Bien des maladies, en effet, ne peuvent trouver une guérison complète que dans l'emploi rationnel d'une semblable méthode curative *encore peu suivie en médecine hydrologique*, mais destinée à prendre une extension considérable, vu les succès éclatants qu'elle prépare à la thérapeutique thermo-minérale; 3° nous continuerons nos considérations médico-pratiques sur Ussat, en donnant une classification aussi exacte que possible des maladies pouvant être traitées avantageusement dans cette station thermale; 4° nous parlerons ensuite de l'action spéciale, élective et électro-dynamique des eaux d'Ussat sur l'organisme et particulièrement sur les appareils nerveux sensitif, moteur et sympathique; 5° nous dirons quelle est l'efficacité de ces eaux contre certaines affections du système nerveux comptées au nombre des maladies mentales, mais que nous croyons devoir rapporter à une action pathologique réflexe et réciproque des deux grands centres nerveux céphalo-rachidien et trisplanchnique; 6° enfin, nous indiquerons le mode d'emploi rationnel des eaux d'Ussat contre les affections utérines, contre la chlorose, la stérilité et les maladies spéciales de la veine porte, si communes et trop fréquemment confondues avec certaines affections abdominales ou autres.

Dans ce tableau nosographique, divisé en six classes, trouveront donc place toutes les affections (curables à Ussat) des systèmes *cutané, muqueux, cellulaire, musculaire* ou *locomoteur, vasculaire, nerveux, viscéral, parenchymateux* et plus particulièrement les maladies organiques ou vitales de l'appareil génito-urinaire de l'homme, et spécialement de la femme exposée, par un malheureux privilége de son sexe, à des incommodités, à des souffrances et à des infirmités sans nombre.

Nous procéderons à l'exposé méthodique des signes pathogénésiques et pathognomoniques de chacune de ces maladies en particulier, en ayant le soin, après chaque classe, d'indiquer les espèces morbides pour lesquelles les eaux thermo-minérales d'Ussat *sont formellement* et expressément contre-indiquées.

La *chlorose*, les affections *utérines* (¹) et de la *veine porte* ont surtout fixé notre attention; attendu que les eaux d'Ussat se sont acquis, par leur vieille renommée, la remarquable prérogative de mettre fin aux désordres nerveux, si redoutables d'ailleurs, qui accompagnent ces terribles maladies. La *stérilité*, enfin, a été pour nous un sujet spécial d'étude; c'est là, en effet, une question médico-sociale du plus haut intérêt. Nouvelle SINUESA, USSAT n'a-t-il pas déjà, par la seule vertu de ses eaux, fait devenir aptes à la fécondité bien des femmes qui croyaient être privées à jamais des douceurs de la maternité ?

La troisième partie, quasi supplémentaire, de notre travail, est destinée à mettre sous les yeux du lecteur les conditions hygiéniques inhérentes au succès d'une cure aux eaux minérales. Dans une station thermale, en effet, tout doit concourir au bien-être et au rétablissement des malades; aussi ne suffit-il pas, quand on est aux Eaux, de suivre avec la plus scrupuleuse exactitude les conseils du médecin, mais encore faut-il que l'hygiène, la gymnastique, l'équitation, les promenades et un heureux choix dans la distribution du temps et des plaisirs viennent

(1) Dans ma sollicitude pour les personnes atteintes d'affections utérines, j'ai fait exécuter, par M. Capron, de Paris, un appareil des plus simples et des plus commodes à l'aide duquel les malades pourront, seules et sans aide, prendre des douches et des injections médicamenteuses à jets pulvérisés.

couronner les efforts de la science et de l'art hydrologique.

Dans un chapitre spécial, nous agiterons un fait des plus importants et entièrement négligé jusqu'à ce jour, savoir : quelle est la solidarité médicale qui existe entre les diverses stations minérales de l'Ariége, et notamment entre Ax et Ussat, stations hydro-thermales destinées à faire la fortune du pays et à fournir à la thérapeutique une combinaison médicatrice des plus fécondes et des plus sûres.

Nous terminerons enfin le présent opuscule par le compte rendu succinct de la saison thermale de 1864.

Ussat est, tous les ans (du 1er juin au 15 octobre), le rendez-vous d'une société aussi distinguée que choisie ; les affections spéciales qui y viennent chercher un soulagement ou une entière guérison sont dignes de toute la sympathie et du dévouement du médecin. Mais une chose qui ressort par-dessus toutes, c'est que les personnes qui visitent notre délicieuse station thermale sont en général d'une nature exceptionnelle : l'élément nerveux prédomine en elles et la délicatesse de leur organisation est en parfaite harmonie avec la finesse de leur esprit et la douceur de leur âme. Or, jamais station thermale ne remplit mieux les indications hydrologiques, météorologiques et climatologiques nécessitées par les exigences d'un traitement thermo-minéral complet. La nature y a répandu à profusion toutes les conditions les plus heureuses de prospérité; mais il serait à désirer que la Commission hospitalière de Pamiers qui administre cette station thermale s'efforçât, mieux qu'elle ne l'a fait jusqu'à ce jour (dans la mesure des moyens que lui donne le bien-être des pauvres qu'elle a sous sa tutelle), de rendre de plus en plus agréable cette station thermale pyrénéenne qu'il serait si facile de transformer en une véritable oasis !

PREMIÈRE PARTIE.

Prolégomènes. — Généralités historiques sur les Eaux minérales. — Topographie médicale d'Ussat-les-Bains. — Propriétés physiques et chimiques des eaux thermo-minérales de cette station. — Leur aménagement, leur mode d'administration. — Leur usage abusif et irrationnel.

PROLÉGOMÈNES.

De tout temps, les eaux minérales ont fixé l'attention des médecins, et, sans remonter aux époques fabuleuses où les filles de l'Océan et de Thétis étaient préposées à la garde des fontaines merveilleuses, l'histoire nous apprend que chez les anciens peuples, les Hébreux, les Égyptiens, les Grecs (1) et les Romains surtout, les bains simples et l'usage des eaux minérales étaient très-usités. Quant aux Romains, par exemple, qui ont laissé de si nombreuses traces de leur passage et de leurs conquêtes dans toutes les Gaules, il est avéré qu'ils ont eu un culte particulier pour les eaux minérales. Mais chez ce dernier peuple, à l'époque où il touchait à l'apogée de sa gloire, l'hydrothérapie était devenue une question de luxe, même un raffinement de luxure, pour ne pas dire une forme particulière de sensualité et de débauche (2).

(1) D'après Sylvaticus, professeur à Pavie, les anciens Grecs recommandaient l'emploi des eaux minérales. Ils attribuaient même des propriétés merveilleuses à la vapeur d'eau, ce qu'indique particulièrement un passage où Pausanias décrit le temple de Cérès à Patras. Les bains, chez les Grecs, étaient toujours accompagnés de frictions, massage et autres manipulations.

(2) M. le docteur Daremberg fait observer, dans les notes qu'il a ajoutées à sa traduction de Galien, que les Romains avaient introduit de nombreuses complications dans l'usage qu'ils faisaient des bains. Au IVe siècle, Publius Victor comptait 856 bains à Rome; et notre savant confrère M. Durand-Fardel dit dans son Dictionnaire des *Eaux minérales* (p. 198), que « le christianisme avait dû frapper » d'interdit une coutume qui, du domaine de l'hygiène, était passée dans les attri- » butions de la débauche. »

Chez les Romains, la balnéation avec ses accessoires faisait partie intégrante de la vie domestique des riches.

Les bouleversements qu'entraînèrent la chute de l'Empire et l'invasion des barbares mirent un terme à cet élan général vers les plaisirs ou les satisfactions de la vie matérielle, et, sauf quelques rares exceptions, il faut arriver jusqu'aux xve et xvie siècles pour voir l'usage des bains et des eaux minérales en particulier reprendre faveur chez les peuples de l'Occident. Ce n'est même que vers le xvie siècle que l'hydrologie a pris un véritable cachet moral et scientifique. A cette époque, en effet, l'usage des bains était si répandu que les médecins se récriaient généralement contre l'abus qu'on en faisait, et nous voyons (vers 1540) l'illustre Fallope protester énergiquement contre cette vogue coupable en ces termes : « Si les eaux salutaires servent à traiter certaines affections, ce » n'est point une raison pour qu'elles doivent les guérir toutes. » Ces paroles ne sont-elles pas encore de saison en 1865 ? et ne pourrait-on pas reprocher à certaines personnes, parfois étrangères à la médecine, de compromettre par leur zèle imprudent telles ou telles eaux thermales en.en recommandant, quand même, l'usage pour n'importe quelle affection ?...

A une époque, plus rapprochée de nous il est vrai, mais où la chimie et les travaux sérieux accomplis en ces derniers temps sur l'hydrologie médicale n'avaient pas encore éclairé de leur flambeau l'usage empirique des eaux minérales, Baubius et Sebizius (1) avaient également blâmé l'emploi irrationnel de ces eaux, et recommandé l'application méthodique et restreinte d'un semblable agent thérapeutique devenu si puissant et si précieux de nos jours. Wedel et Plater appelaient oisifs, voluptueux et crédules ceux qui fréquentaient habituellement les eaux minérales. Gédéon Harvée, Stahl, Alberti et Gœrther condamnaient ouvertement l'empressement des gens du monde à suivre aveuglément la mode, si répandue de leur temps, d'aller aux eaux *sans nécessité*. Blaw et Harder, Schneider, Andernacus et Peyer, Van-Helmont et Laurent-Jouber, Hildan, Blondel, Strolberger, Gabel, Henri de Heer, Déodat, Bordeu, Figuier et Anglada ont tour à tour porté leur contingent à

(1) Nous ne donnerons ici que quelques indications historiques sommaires, réservant pour un temps plus opportun une étude historique détaillée sur les Eaux minérales et les travaux qui s'y rapportent.

l'hydrologie médicale et, peu à peu, cette importante partie de l'art de guérir, éclairée par les données certaines de la physique, de la géologie, de la chimie et de la physiologie (1), est devenue une science réelle ; elle constitue aujourd'hui une méthode thérapeutique aussi riche en succès que féconde en indications.

De notre temps, l'usage des eaux thermales est très-répandu ; les études des médecins hydrologues allemands et français ont fait de cet agent médicateur une arme aussi puissante et salutaire, sous une bonne direction, que pernicieuse et meurtrière, lorsqu'une main inhabile en fait un emploi intempestif et téméraire contre toutes les affections morbides, quelles qu'en soient la nature, l'intensité et l'opiniâtre persistance.

C'est la massue d'Hercule entre les mains des enfants d'Esculape !

Chez les anciens, les eaux minérales étaient simplement classées en froides et chaudes ; néanmoins, on trouve çà et là dans les historiens et les médecins des preuves que, sans traiter à fond la question physico-chimique, on établissait une distinction réelle entre les eaux minérales d'après leurs caractères physiques. A dater de Paracelse et de Van-Helmont, l'hydrologie médicale prit naissance, et, à mesure que la chimie fit des progrès, l'analyse des eaux minérales présenta un caractère nouveau.

Ainsi, Laurent Joubert, de Montpellier, médecin de Henri III, imprima un nouvel élan à l'étude des eaux minérales au point de vue de leurs diverses indications thérapeutiques, et ce fut spécialement contre la stérilité qu'il en fit l'application. Les chimiâtres divisèrent les eaux minérales en acidulées, alumineuses, sulfureuses et ferrugineuses ; mais cette division, comme tous les travaux de cette époque de renaissance, reposait plutôt sur une observation synthétique que sur une expérimentation analytique. Plus tard, on ajouta à cette classification les eaux nitreuses et nitro-sulfureuses (sulfureuses dégénérées). Les eaux de mer commencèrent également à être employées avec avantage en médecine. Enfin, de progrès en progrès, la science hydrologique, ainsi que nous l'avons dit plus haut, en est arrivée à constituer de nos jours un des principaux éléments de la thérapeutique.

(1) Nous ne saurions oublier dans cette énumération l'art de l'ingénieur qui a été d'un si grand secours pour l'aménagement et l'installation des eaux minérales, art auquel l'École contemporaine a imprimé un si éclatant progrès.

Quant à l'emploi rationnel des eaux thermo-minérales comme agent médicateur, il ne remonte pareillement que vers le XVIe siècle, bien que l'histoire nous apprenne que Albucasis et Averrhoës ont appliqué avec succès l'*eau* en bain, en vapeur et en affusions. Ce qu'il y a de bien certain, c'est que, presque jusqu'à notre époque, l'usage des eaux thermo-minérales a été plus empirique que rationnel, et l'on voit même encore aujourd'hui dans certaines stations quelques confrères, honorables d'ailleurs, se révolter contre les progrès modernes et condamner, au nom de leur vieille observation, les applications thérapeutiques nouvelles des eaux minérales, parce que leur empirisme routinier est forcé de baisser la tête en face des résultats actuellement acquis à la science hydrologique, qui ne saurait plus accepter désormais que des faits d'expérimentation raisonnée: condition sans laquelle l'observation n'est qu'un froid linceul scientifique. Au surplus, c'est grâce aux efforts des plus recommandables praticiens des XVe, XVIe et XVIIe siècles que les eaux minérales ont été l'objet de travaux sérieux; et, tout en réprimant l'élan de la mode, les études cliniques de ces hommes d'élite ont démontré l'avantage de l'emploi de ces eaux dans une infinité d'affections morbides qui font parfois le désespoir du médecin. C'est ainsi que nous lisons dans Gœrtner que de son temps (1730) les eaux minérales, acidulées surtout, sulfureuses et ferrugineuses, étaient généralement recommandées dans les affections spasmodiques, hypochondriaques, calculeuses et utérines; ainsi que dans les fièvres intermittentes, les maladies bilieuses, les convulsions, les congestions sanguines, séreuses et catarrhales; dans les affections diverses de la poitrine, l'asthme, la phthisie et le catarrhe pulmonaire; dans les paralysies, les atrophies, les engorgements, les flueurs blanches, la procidence de l'utérus, les douleurs nerveuses, les maladies de la tête, des reins et de la vessie; enfin, dans les ulcères, les tumeurs et les contractures des membres, sans oublier la cachexie, la stérilité et les maladies de la peau.

Comme on le voit, le cadre était assez complet, mais le discrédit dans lequel les eaux minérales tombèrent alors auprès de quelques savants médecins tirait principalement sa source de l'usage abusif ou intempestif qu'on faisait de ce précieux agent thérapeutique. Aussi, qu'il me soit permis de le répéter, c'est à notre époque seulement que revient l'honneur d'avoir posé les bases de l'administration médico-rationnelle des eaux thermo-minérales. Grâce à l'intelligente sollicitude des savants hydrologues et des Médecins-Inspecteurs, on voit cesser de jour en jour de coupables abus qui, au nom de l'expérience, ne tendaient rien moins qu'à discréditer la médecine hydro-thermale.

J'arrête ici mes considérations générales. Ce rapide coup d'œil fera aisément comprendre : 1° Que l'emploi des eaux minérales a de tous temps été regardé comme une excellente ressource hygiénique, sinon comme un puissant moyen thérapeutique ; 2° que le développement et le perfectionnement de cette importante branche de l'art de guérir a toujours suivi les progrès de la civilisation et du développement scientifique ; 3° enfin, qu'il faut user des eaux minérales avec la plus grande réserve, ne suivant en cela que l'avis d'un médecin habile et profondément versé dans la science hydrologique.

CHAPITRE PREMIER.

§ 1er. — TOPOGRAPHIE D'USSAT.

Dans la fraîche et riante vallée de l'Ariége qui (du Nord-Est au Sud-Est) se dirige des gorges de Tarascon vers la station thermale d'Ax, au sein d'une oasis des plus pittoresques, adossée au pied d'une montagne abrupte haute de deux cent vingt mètres environ et taillée à pic, sourdent au milieu de débris calcaires et d'alluvion les sources thermo-minérales d'Ussat-les-Bains. Là, à travers les fissures du schiste stratifié composant les couches obliques du sous-sol calcaire de cette vallée, trente napées, mystérieusement abritées sous les voûtes souterraines que l'art leur a préparées, versent nuit et jour, de leurs urnes invisibles, les ondes salutaires dans lesquelles des milliers de mortels (privilégiés du grand monde ou déshérités de la fortune) viennent tour à tour puiser de nouvelles forces et retrouver une santé perdue ou profondément ébranlée, par la souffrance et la douleur physiques, par les peines morales ou l'abus des plaisirs, par les labeurs excessifs de l'esprit et les agitations énervantes de la passion.

La vallée d'Ussat est d'un aspect magnifique ; la richesse luxuriante de son parc et de ses prairies, ses allées ombreuses font un contraste saisissant avec les cimes altières et dénudées des montagnes granitiques qui l'enserrent de toutes parts et qui cachent dans leurs flancs les collections minéralogiques les plus curieuses et les plus rares. Le mont Ramploques (sanctuaire des sources thermales d'Ussat) et la chaîne qui lui fait suite depuis le village d'Ussat-le-Vieux jusqu'à celui d'Ornolac, ont une altitude de deux cent seize mètres. Cette chaîne occupe le flanc droit de la vallée, tandis que la montagne de Lombrives, qui se trouve en face de Ramploques, sur la rive gauche de l'Ariége, a trois cent dix-huit mètres de hauteur ; elle est adossée vers le Sud au mont Quié ou roc d'Albiech, d'une altitude de quatre cent dix mètres environ, et se joint par son côté Nord à la montagne historique de Sabar (1). Cet ensemble imposant de pics, de monts calcaires et de roches granitiques, forme le flanc gauche de cette charmante vallée arrosée par les eaux vives et impétueuses de l'Ariége.

La gorge constituant le bas-fond où s'abrite cette délicieuse station thermale a trois cent cinquante mètres de largeur et se trouve à cinq cent mètres au-dessus du niveau de la mer. D'où il suit que, le sommet des montagnes qui bordent la vallée d'Ussat ayant une altitude de huit cents à neuf cents mètres au-dessus de ce même niveau, ce site, unique en son genre, offre un aspect à la fois enchanteur et sauvage.

La saison thermale est, à Ussat, de quatre mois et demi ; elle

(1) Les montagnes d'Ussat, de Ramploques, de Bouan, de Lombrives, de Sabar et de Niaux dépendantes de ces deux chaînes, ainsi que celles de Bédeilhac, d'Arnave et de Saurat, peu éloignées de notre station thermale, renferment des grottes et des cavernes très-curieuses, où le touriste pourra trouver à sa portée de magnifiques échantillons : 1° d'ophite, de gypse cristallin, de mica, de talc, d'actinote, d'épidote, calcaire amorphe et cristallisé, de quartz ; 2° de bélemnites, d'ammonites et de dicérates qui, sous forme de blocs informes, de stalactites et de stalagmites, offrent les aspects les plus bizarres et les plus ravissants, imitant mille objets divers, lesquels ont souvent donné lieu à de superstitieuses interprétations et à d'étonnantes mystifications. Rien n'est plus agréable que ces bizarreries de la nature pour ceux qui, à pied, à dos d'âne, ou en voiture, dirigent leur promenade vers ces lieux, parfois d'un abord difficile mais toujours pittoresques.

s'ouvre habituellement le 1er juin pour finir le 15 octobre. Lorsque les circonstances l'exigent, le malade peut faire une double cure dans la même saison, la première, du 1er au 25 juin, la deuxième, du 15 septembre au 15 octobre : c'est même le meilleur moyen d'en finir avec une affection tenace et ancienne. Ordinairement, quand on ne fait qu'une cure unique dans une saison, le séjour à Ussat ne doit pas durer moins de vingt-cinq jours et dépasser plus de quarante jours, sauf quelques rares exceptions indépendantes de la volonté du médecin et du malade. Nous nous étendrons plus longuement là-dessus en traitant de cette question dans le cours de notre travail.

Les communications d'Ussat avec toute la France sont des plus faciles ; j'en dirai autant des communications avec l'Espagne par le chemin de fer de Perpignan, ou par la diligence qui, passant par la vallée d'Ax, porte le voyageur jusqu'à la frontière. On peut arriver de Paris à Ussat en vingt heures, par Orléans, Châteauroux, Limoges, Agen, Toulouse et Foix. De cette dernière ville, des voitures publiques, spéciales pour la saison des bains, transportent le voyageur à Ussat en une heure et demie et à Ax en trois heures par la même voie. On trouve également à Foix des coupés et des voitures de famille qui font, chaque jour, le même trajet. Tout nous donne à penser, du reste, que sous peu de temps la Compagnie des chemins de fer du Midi dotera ce charmant pays d'une ligne ferrée qui reliera la ville de Foix à celle de Tarascon, éloignée d'Ussat seulement de quelques minutes. Or, lorsque ce projet sera mis à exécution, nous pouvons assurer aux actionnaires d'assez convenables profits par l'affluence seule des visiteurs qui, de Toulouse et des villes voisines, viendront se délasser à Ussat et feront de cette station un lieu de délices.

Un caractère topographique des plus importants dans une station thermale, c'est celui de la qualité des eaux, de l'air et du sol. Il faut que le malade trouve sous ce ciel nouveau toutes les conditions hygiéniques propres à son tempérament pathologique, à la nature de son affection. Ainsi, à Arcachon, par exemple, l'air embaumé par les senteurs balsamiques des sapins mêlées aux vapeurs salines de l'étang qui baigne le pied de cette riante plage, en font un séjour éminemment propice à certaines maladies des voies respiratoires ; au Vernet, à Amélie-les-Bains, à Ax, à Luchon, les émanations sulfureuses qui sont répandues dans l'atmosphère et surtout dans les établissements y constituent un excellent adjuvant aux effets thérapeutiques des eaux ; sur le littoral de la Méditerranée et de l'Océan, les poumons hument un air chargé de principes iodurés et bromurés qui modifient singulièrement la constitution des phthisiques et des anémiques. Quant à Ussat, qui doit nous occuper ici d'une manière toute spéciale, son terrain sablonneux et ennemi des exhalaisons fétides, son air pur et tonifié par les parfums des fleurs sauvages qui dorent les verdoyants coteaux des alentours, son atmosphère chargée d'oxygène, son ciel bleu, son soleil ardent et ses fraîches allées, font de cette station un climat vivifiant qui égaie les sens, ranime les forces et calme l'éréthisme nerveux : (ces précieux effets sont particulièrement dus à la présence incontestable de l'ozone qui, sous une pression de 715 à 720$^{m/m}$, influe d'une manière si avantageuse sur les natures délicates, étiolées ou surexcitées). Pendant le jour, on y respire à pleins poumons une brise tempérée et salutaire ; le silence et la douceur des nuits de cette vallée tranquille élèvent l'âme et modèrent les agitations du cœur !... Enfin, une preuve des plus concluantes en faveur des avantages climatologiques et topographiques d'Ussat, c'est que, dans tout le parcours de cette station, je n'ai pas observé un seul cas de goître ni de crétinisme appartenant au pays, tandis que dans les localités voisines, du côté d'Andorre, de Saint-Girons, de Massat, d'Aulus et de la Cerdagne, les goîtreux et les crétins pullulent.

L'eau de l'Ariége, la seule potable à Ussat, est un peu trop crue, trop vive et souvent indigeste ; mais on remédie facilement à cet inconvénient, soit en mêlant cette eau avec l'eau gazeuse de Condillac, de Vichy et d'Andabre, soit en la remplaçant par une de ces dernières eaux (acidulées gazeuses), ou par les eaux ferrugineuses de Sainte-Quitterie et de Saurat qui, à leur vertu légèrement tonique et analeptique, joignent un goût fort agréable. Je dirai, du reste, pour être plus complet à cet égard, qu'il existe à Ornolac (à 100 mètres d'Ussat) une fontaine d'eau très-légère et excellente. Dans certains cas même, j'ai fait prendre comme boisson ordinaire et avec avantage, dans les repas, l'eau minérale de l'établissement thermal ; j'ai calmé, par ce seul moyen, bien des estomacs revêches à toute digestion.

Quant aux distractions et aux amusements que l'on rencontre à Ussat, ils laissent encore à désirer. Néanmoins, s'ils veulent quitter un instant la station thermale, les touristes, les amateurs de la grande et belle nature, les savants, les géologues, les botanistes, les simples curieux même trouveront largement de quoi passer des journées agréables dans les environs d'Ussat, dont les sites imposants offriront au penseur des sujets de méditation, au poëte des inspirations sublimes, à l'artiste enfin des tableaux et des scènes grandioses!... Il est vrai de dire d'ailleurs que la société choisie qui fréquente Ussat, et les maladies spéciales qu'on y traite ne comportent pas le vacarme et les jeux bruyants qu'on rencontre parfois à profusion dans d'autres stations thermales. Mais cela ne suffit point pour justifier l'absence de tout plaisir, et nous espérons que quelques modifications seront un jour apportées à cette station thermale, dans l'intérêt des malades. Nous appelons ce jour de tous nos vœux.

§ 2. — PROPRIÉTÉS PHYSIQUES ET CHIMIQUES DES EAUX THERMO-MINÉRALES D'USSAT-LES-BAINS.

ART. 1er. — Les divers auteurs qui se sont occupés d'Ussat-les-Bains sont assez généralement d'accord sur les *propriétés physiques* de ses eaux, qui, pour nous servir des paroles de M. le professeur Filhol, de Toulouse, « occupent un rang distingué parmi les eaux » salines disséminées sur divers points de la chaîne des Pyrénées. » — D'après cet éminent chimiste, « tout ce qui a trait à l'histoire » des sources d'Ussat est de nature à intéresser les médecins et les » malades. » A ces paroles pleines de vérité, j'ajouterai que la vallée d'Ornolac offre à l'étude du géologue, du minéralogiste et de l'hydrologue, de nombreux sujets d'investigation. En outre, un fait de la plus haute importance et qui n'a pas encore été suffisamment élucidé, c'est que, comme les sources thermales actuelles sourdent au milieu d'éboulis alluvionnaires, en aval de la rive droite, il est probable que, d'après la similitude des terrains, la rive gauche possède au pied de ses hautes montagnes d'autres sources minérales qu'il importerait d'exploiter dans l'intérêt commun, vu la progression sans cesse croissante des baigneurs. En quelques années, en effet, Ussat sera le rendez-vous d'une foule de malades atteints d'affections nerveuses, utérines et parenchymateuses qui iraient vainement chercher leur guérison ailleurs.

Les eaux d'Ussat, à leur point d'émergence, sont limpides, incolores, inodores, dépouillées de tout élément en suspension ; elles ont un goût légèrement styptique et amer. Elles sont très-onctueuses au toucher et le deviennent de plus en plus à mesure qu'elles acquièrent une température plus basse : à l'instar des eaux silicatées, ou qui tiennent en dissolution des matières organiques.

La *thermalité* des sources du mont Ramploques est presque constamment la même au point d'émergence des griffons. Leur température ne varie que d'une manière relative, et cela, précisément aux époques exceptionnelles de grande crue ou d'abaissement extraordinaire du niveau normal des eaux de l'Ariége. Mais jamais et en aucun cas (excepté par malveillance ou dans une inondation générale de toute la vallée), les eaux de ces sources ne peuvent perdre leur thermalité naturelle, encore moins se mêler aux eaux de l'Ariége. Tout le secret gît dans une surveillance incessante de la part de l'ingénieur et de l'inspecteur. Par suite de cette entente, en effet, un changement subit dans la température des eaux devient radicalement impossible. D'ailleurs la couche d'eau thermale a une épaisseur de 45 centimètres, et, vu sa légèreté spécifique, il est inconcevable qu'il puisse y avoir jamais mélange des eaux thermales avec les eaux de l'Ariége, beaucoup plus denses et d'une pesanteur spécifique bien supérieure. Dans l'état normal de crue et de baisse, il y a superposition et non juxtaposition de deux eaux distinctes d'origine et de densité. Ainsi donc, doivent disparaître désormais ces calomnieuses suppositions de pratiques illicites pour refroidir les eaux thermales d'Ussat (1).

(1) En 1853, des bruits fâcheux coururent de bouche en bouche : on disait que les eaux de l'Ariége venaient se mêler aux eaux thermales. L'ingénieur des mines de Vicdessos avait son honneur engagé dans cette grave question ; il réclama donc de la Société de médecine de Toulouse une étude spéciale sur le nouvel établissement dû à son habileté. Pleine justice fut rendue, en cette occasion, par la Commission déléguée à cet effet, à M. Jules François, ingénieur, et à M. Durrieu qui, sur ses plans, avait exécuté les travaux. Le rapport portait comme conclusion que, « par » suite des travaux entrepris, l'eau dégagée de tout mélange arrive pure dans les » baignoires et que sa température a été élevée. » La Commission nommée par la

Durant la saison de 1864, nous avons éprouvé quelques alertes au sujet de la diminution subite du niveau des eaux. Mais, grâce à notre vigilance continuelle, aux conseils de M. Mussy, ingénieur des mines à Vicdessos, et à la prompte exécution de M. Durrieu, architecte de l'établissement thermal, ces alertes n'ont été que passagères et nos craintes se sont promptement évanouies, en même temps que notre surveillance devenait de plus en plus active.

Quant à l'*onctuosité* des eaux d'Ussat, elle est toujours considérable, bien que, dans leur nouvel aménagement, elles soient entièrement dépouillées des principes terreux, ou pour mieux dire, des boues avec lesquelles elles étaient mêlées (il y a à peine 15 ans) et auxquelles on attribuait gratuitement leurs vertus sédatives. Ce qu'il y a de certain, c'est que l'eau d'Ussat ne contenant pas un atome de silice doit uniquement son onctuosité à la présence d'une assez grande quantité de matière organique, ainsi que nous l'apprennent les analyses faites par M. le professeur Filhol : « Les résultats de l'analyse, dit-il, prouvent jusqu'à l'évidence que les eaux d'Ussat sont devenues plus chaudes, plus riches en acide carbonique et en matières salines, et, par conséquent, plus pures par les travaux exécutés pour le captage et l'aménagement des sources dans le nouvel établissement (1). »

Les boues de l'ancien Ussat pouvaient, comme agent topique, fournir une ressource thérapeutique précieuse pour certains engor-

Société de médecine de Toulouse était composée de MM. les docteurs Gaussail, Filhol et Dieulafoy ; rien ne peut faire supposer que ces honorables confrères aient erré ou qu'ils se soient associés à des intérêts privés, au détriment des intérêts si graves des malades. Certes non ! aussi, accordant une pleine confiance à ces travaux consciencieux, je ne puis que répéter : tout mélange des eaux thermales avec les eaux de l'Ariége est complétement impossible.

(1) Nul ne saurait disconvenir de la justesse de ces paroles, à l'appui desquelles je citerai ce que dit à ce propos mon honorable confrère le professeur Dieulafoy (de Toulouse), rapporteur de la Commission dont nous avons déjà parlé. « Dans l'ancien » établissement, l'impureté des eaux, le mélange d'eau froide par les fissures mal » jointes des ardoises formant les baignoires, l'abaissement et l'irrégularité de la » température, l'alimentation des baignoires incertaine, la vidange incomplète, » l'impossibilité de laver les baignoires, le séjour sur le fond de sable de toutes les im- » puretés laissées par chaque baigneur, offraient de nombreux inconvénients. Aujour- » d'hui l'établissement d'Ussat présente un aspect bien différent, » etc... et les améliorations qu'on y a apportées font d'Ussat-les-Bains un des plus beaux et des plus agréables établissements thermaux des Pyrénées.

gements articulaires et quelques phlegmasies de la peau ; mais on est amplement dédommagé de l'absence de cet avantage par les nouvelles propriétés physiques, chimiques et thérapeutiques que ces eaux ont acquises, et par l'immense faculté de pouvoir délimiter dans un cadre plus exact et plus positif les indications et les contre-indications de leur emploi médical.

Le canal de pression hydrostatique imaginé par M. J. François est une œuvre ingénieuse; c'est un triomphe de plus de l'art sur la nature dont celui-ci règle les écarts, et qu'il maitrise à son gré. Il est à craindre néanmoins que l'état actuel des choses ne devienne insuffisant, alors qu'on sera forcé, à mesure que les besoins se feront sentir, de donner une plus grande extension à l'établissement thermal, soit en multipliant le nombre des cabinets et des baignoires, soit en créant une piscine, aujourd'hui presque indispensable, soit enfin en augmentant la quantité des appareils hydrothérapiques (1).

L'eau d'Ussat a une température différente suivant la situation des griffons des diverses galeries et suivant l'époque de l'année, vu le niveau variable des eaux de l'Ariége, sous-jacentes à la couche d'eau thermale. Aux divers points d'émergence, l'eau minérale a une température de 31°, 30°, 29° et parfois 28° Réaumur; c'est-à-dire une température de 38° 75, 37° 50, 36° 25 et 35° centigrades. Du mélange de ces eaux provenant de diverses galeries creusées dans le roc, résulte une eau thermale qui, aux sources, varie entre 38° et 36° centigrades, et qui, après un parcours de 107 mètres environ dans la galerie dite n° 1, va alimenter la galerie baigneuse. Cette dernière, dans une direction du S.-E. au N.-E. et sur un trajet de 105 mètres, fournit aux besoins de tout l'établissement, tant pour les douches que pour le service des bains et des deux buvettes.

La distribution de l'eau minérale se fait d'une manière aussi simple qu'ingénieuse dans toutes les baignoires, au même instant si l'on veut, comme cela se pratique à chaque ronde ; d'heure en heure, à l'époque de la saison ; ou séparément, selon les besoins personnels des malades. Une condition spéciale à Ussat (ou du

(1) J'ai eu l'honneur de soumettre mon plan et mes idées, à cet égard, à MM. les membres composant la Commission hospitalière de Pamiers (propriétaire d'Ussat), et j'ai tout lieu d'espérer que dans l'intérêt des pauvres (leurs pupilles), de l'humanité et de la station thermale elle-même, elle comprendra l'opportunité de mes conseils.

moins peu commune), c'est que, comme l'eau minérale perd de son calorique au fur et à mesure qu'elle s'écoule vers l'extrémité N.-E. de la galerie baigneuse, il est facultatif d'administrer des bains à une température très-variée selon l'affection à laquelle on a à faire. Ainsi, du n° 1 au n° 44, chaque cabinet varie de 1/9 de degré, en sorte que, lorsque au n° 1 l'eau a une température de 38° centigrades, elle a 34° au n° 44; et, successivement du premier au dernier cabinet, il y a une série de températures variées qu'il faut savoir utiliser. « C'est, comme le disait M. Ourgaud, une sorte de clavier » difficile à manier, et l'habileté du médecin consiste à savoir en faire jouer les touches et à en tirer des sons plus ou moins en harmonie avec l'idiosyncrasie ou avec l'affection morbide du sujet soumis à l'épreuve balnéaire. En effet, j'ai vu des personnes descendre graduellement du n° 1 au n° 30 en moins de vingt-cinq jours et éprouver un soulagement très-sensible à la température de 33° centig. lorsqu'au premier bain elles n'auraient pas pu supporter celle de 36°. J'ai vu d'autres malades, au contraire, réfractaires à une balnéation de 30°, monter progressivement à celle de 36°, température nécessaire à une affection viscérale ou parenchymateuse. L'art du médecin hydrologue est un art difficile; l'expérimentation raisonnée des faits physiologiques et pathologiques, jointe à l'appréciation des résultats, peut seule le sauver d'un empirisme à la fois funeste à la science et aux malades.

Ce qui constitue la supériorité de la balnéation à Ussat (en dehors des vertus inhérentes à ses eaux minérales) c'est l'uniformité presque invariable dans la température des bains, chacun pris isolément; fait sur lequel nous reviendrons encore.

ART. 2. — Si on en jugeait par les résultats des travaux du XVIIIe siècle comparés avec les travaux exécutés depuis cinquante ans sur Ussat-les-Bains, on serait porté à croire que les anciennes sources et les nouvelles n'avaient pas une commune origine et que leur différence de minéralisation tient à la non-identité des terrains. Mais les savantes recherches de Figuier, Bouillon-Lagrange, Patissier, Vergé, MM. Dieulafoy et Filhol, ont démontré non-seulement que les sources modernes d'Ussat sont de même origine et ont les mêmes vertus que les anciennes sources, mais encore que, dépouillées de leur élément boueux ou terreux, elles possèdent des vertus thérapeutiques et électro-dynamiques bien supérieures. De plus, étant depuis lors devenues potables, elles peuvent fournir de nouveaux sujets d'études, et remplissent de précieuses indications dans certaines maladies, peu déterminées encore, des voies digestives, des reins, de la vessie, de la rate, du foie et de la veine porte.

Il est bien évident pour nous que la divergence des opinions émises sur la composition chimique des eaux d'Ussat provient uniquement de la méthode qui a présidé aux diverses analyses qui en ont été faites. Quoi qu'il en soit, nous ne saurions passer sous silence les travaux des auteurs qui ont étudié les eaux minérales de notre station.

En 1770, Bécane, professeur à l'école royale de chirurgie de Toulouse, prétendit (*Mémoire sur les eaux d'Ussat*, in-12, p. 20.) que les eaux d'Ussat étaient *ferrugineuses*; en 1772, Buch'oz manifesta le même sentiment dans son *Dictionnaire hydrologique des eaux minérales de France* (in-12, t. II. p. 507), et donna à l'appui plusieurs observations. Presque à la même époque, Raulin, dans son *Traité analytique des eaux minérales en général* (in-12, t. I, p. 306), assura que les eaux d'Ussat étaient *sulfureuses* (1). Il est évident que ces analyses et ces appréciations sont erronées : pouvait-il en être autrement, à une époque où la chimie analytique était encore si arriérée ?

C'est à Pilhes, médecin inspecteur à Ussat, qu'il faut faire remonter les premiers travaux sérieux sur les eaux de cette station ; mais c'est le professeur Figuier (de Montpellier) qui doit être regardé comme le véritable inaugurateur de leur analyse chimique. Cet habile expérimentateur nous a, en effet, laissé une double analyse des boues et des eaux d'Ussat, dont voici les détails (2) :

COMPOSITION CHIMIQUE DES BOUES :

Alumine	($AL^2\ O^3$)	40	parties.
Carbonate de chaux	($CaO, CO^2 + 10\ HO$)	20	id.
Sulfate de chaux . .	($Ca\ O, S^3$)	10	id.
Fer carbonaté . . .	($Fe\ O, CO^2$)	2	id.
Silice	($Si\ O^3$).	28	id.
	Total	100	parties.

(1) J.-B.-F. Carrère, dans son *Catalogue raisonné des eaux minérales* (Paris, in-4°, p. 775), cite ces deux opinions différentes sans se prononcer sur la nature des eaux minérales d'Ussat-les-Bains.

(2) Voyez *Annales de chimie*, t. LXXIV.

D'après ce simple énoncé, on comprend que ces boues possédaient des vertus fondantes, résolutives et adoucissantes que l'on peut regretter de ne plus avoir à son service ; mais il fallait sacrifier cet avantage à un avantage infiniment supérieur : celui qui est fourni par les eaux pures des nouvelles sources. En face des deux alternatives, le choix n'était pas embarrassant. Aussi, ne pouvons-nous qu'approuver la conduite de l'ingénieur de l'établissement moderne et des médecins qui ont présidé à son édification.

L'analyse chimique des eaux d'Ussat par le professeur Figuier nous les montre comme *sulfatées salines*, et, en cela, cette analyse diffère de celle de M. Filhol ; mais, je le répète, cette divergence provient des procédés analytiques perfectionnés depuis Figuier et du milieu dans lequel ces eaux ont été puisées.

En 1810, le professeur de chimie de Montpellier obtint les résultats suivants sur 12 kil. 230 gr. d'eau d'Ussat :

1° Un résidu après évaporation pesant 11 grammes, donna :

EAU des BAINS.	Acide carbonique libre.		4 p. 1/2 cube.
	Chlorure de magnésie	($MgCl + 6HO$).	0 grammes 42
	Sulfate de magnésie	(MgO, SO^3).	3 id. 38
	Carbonate de magnésie	($MgO, CO^2 + 3HO$).	0 id. 12
	Carbonate de chaux	($CaO, CO^2 + 10HO$).	3 id. 28
	Sulfate de chaux	(CaO, SO^3).	3 id. 75
	Pertes		0 id. 5
	Total.		11 grammes 00

2° Un résidu après évaporation pesant 11 grammes, donna :

EAU de la BUVETTE.	Acide carbonique libre.		3 p. cube.
	Chlorure de magnésie	($MgCl + 6AO$).	0 grammes 41
	Sulfate de magnésie	(MgO, SO^3).	3 id. 40
	Carbonate de magnésie	($MgO, CO^2 + 3HO$).	0 id. 06
	Carbonate de chaux	($CaO, CO^2 + 10HO$).	3 id. 20
	Sulfate de chaux	(CaO, SO^3).	4 id. 42
	Pertes.		0 id. 6
	Total.		10 grammes 55

Comme on le voit, du temps de Figuier, les eaux pures d'Ussat étaient d'une minéralisation bien inférieure ; de plus, il y avait absence complète de silice et de matière organique. Elles étaient donc bien moins puissantes sur l'organisme ; leur influence sur le système nerveux était presque douteuse, et les effets qu'elles produisaient sur la peau et sur les viscères par action réflexe ne pouvaient nullement se comparer aux vertus des sources nouvelles. En outre, le peu qu'elles contenaient d'acide carbonique libre ou en dissolution leur enlevait le prestige que possèdent les eaux des nouvelles sources d'agir sur le système nerveux cutané et sur la muqueuse gastro-intestinale.

De 1810 à 1860, divers travaux chimiques ont paru sur les eaux d'Ussat. Nous ne citerons que les plus importants : ce sont ceux de Bouillon-Lagrange (1811), de Mérat et Delens (1834), de Dispan et Magnes (1835), de Boutron et Patissier (1837), de M. Fontan (1839 et 1850), de M. Filhol (1853 et 1856). Nous ne nous arrèterons qu'aux travaux de M. Filhol (1), comme étant les plus considérables et les plus récents.

D'après les réactions variées auxquelles le savant professeur de Toulouse a soumis les eaux d'Ussat, il est avéré qu'elles contiennent des carbonates, des sulfates, des chlorures, de la chaux, de la magnésie, de la potasse, des traces de fer et une matière organique : voilà pour l'analyse qualitative. Quant à l'analyse quantitative des principes minéraux, voici les derniers résultats des travaux de M. Filhol (2) :

1° DOSAGE DES PRINCIPES GAZEUX.

		Cent. cubes.
Acide carbonique	(CO^2.). .	16 57
Azote	(Az.) . .	20 38
Oxygène.	(O.). . .	1 05
	Total.	38 00

C'est évidemment à la présence de ces gaz et principalement de l'acide carbonique en excès que les eaux minérales d'Ussat doivent leurs vertus sédatives et reconstituantes du système nerveux.

(1) En dehors de ces travaux spéciaux sur les eaux thermo-minérales d'Ussat-les-Bains, il a paru, depuis 1770 jusqu'à nos jours, des opuscules ayant trait particulièrement à des considérations médicales touchant ces eaux. Les auteurs de ces écrits plus ou moins importants sont : Bécane (1770), Buch'oz (1772), Raulin (1772), Carrère (1775), Pilhes, médecin-inspecteur (1807), Guerguy, médecin-inspecteur (1825), Vergé, médecin-inspecteur (1842), Dieulafoy, professeur à l'École de Médecine de Toulouse (1852), Bonans (1858-62), Alibert, médecin-inspecteur d'Ax (1859), et Ourgaud, médecin-inspecteur, mon honorable prédécesseur à Ussat (1859).

(2) *Voyez* Filhol, *Nouvelles analyses des eaux d'Ussat*, 1856.

2° DOSAGE DES PRINCIPES FIXES (1).

Carbonate de chaux . . .	($Ca\,O, CO^2 + HO$).	0 gr. 6995
Carbonate de soude . . .	($Na\,O, CO^2 + HO$).	0 0381
Carbonate de magnésie	($Mg\,O, CO^2 + 3\,HO$).	Traces
Carbonate de fer	($Fe\,O, CO^2$).	id.
Sulfate de magnésie. . .	($Mg\,O, SO^3$).	0 gr. 1799
Sulfate de soude	($Na\,O, SO^3$).	0 0583
Sulfate de potasse. . . .	($KO\,SO^3$).	0 0200
Sulfate de chaux	($Ca\,O, SO^3$)	0 1920
Chlorure de magnésie .	($Mg\,Cl + 6\,HO$). . .	0 0420
Matière organique et perte		0 0471
	Total.	1 gr. 2769

En considérant attentivement cet exposé analytique fourni par M. Filhol, et en le comparant au résultat obtenu par Figuier, on peut aisément se convaincre que les eaux minérales d'Ussat ont été avantageusement modifiées depuis qu'elles ont été séparées de leurs éléments terreux. Elles sont moins chargées de sulfate de chaux, mais en revanche elles contiennent du carbonate calcaire en plus grande abondance; les sulfates de soude et de magnésie sont plus abondants. Ces eaux renferment une notable quantité de matière organique; elles possèdent également beaucoup d'acide carbonique en excès et libre; leur thermalité, enfin, s'est accrue en raison de leur plus grande minéralisation. Je le répète donc pour la troisième fois, les eaux des nouvelles sources sont, en tous points,

(1) Comme, au terme de la loi, le médecin-inspecteur d'une station minérale est tenu de constater par lui-même la présence ou l'absence dans les eaux de l'iode, du brome et de l'arsenic, j'ai procédé à la recherche de ces trois substances, en suivant la méthode analytique indiquée particulièrement par mon savant confrère le docteur Ossian Henry fils.

L'absence de l'iode m'a été aisément démontrée ainsi que celle du brome. Quant à l'arsenic, rien n'a pu aboutir à me faire trouver la moindre trace de ce métalloïde dans les eaux minérales d'Ussat.

J'ai voulu pousser plus loin mes recherches et je me suis assuré également que, dans les eaux des nouvelles sources, il n'y a pas le plus petit atome de silice. Pour cela, j'ai d'abord expérimenté à froid, en provoquant la disparition de l'acide carbonique, et je n'ai pu obtenir ces flacons légers formés par la silice, à mesure quelle apparaît sous forme de gelée mucilagineuse. J'ai ensuite opéré sur le dépôt salin (caput mortuum), obtenu par une évaporation au bain de sable et à une douce température; j'ai poursuivi l'opération jusqu'au bout, et je n'ai pu constater que la présence d'une matière organique, analogue à la barégine et à la véridine.

supérieures à celles des anciens cloaques d'Ussat. J'ajouterai même que les sources primitives, vu leur impureté, ne pouvaient posséder une efficacité électro-dynamique à un degré aussi puissant que les nouvelles.

Cette dernière condition de supériorité est sans contredit la plus précieuse, car elle résume à elle seule le mystère des cures surprenantes qu'on constate tous les ans dans cette station thermale. C'est là le *quid divinun*, le *τὸ θεῖον*, le *nescio quid* de nos pères, dont la science moderne a déchiré le voile, ainsi que le prouvent les récents travaux de Berthold, Madden, Collard, Martigny, Kuhn et surtout ceux de MM. les docteurs Treuille, Scoutetten et Lambron sur l'électricité des eaux minérales.

Des courtes considérations que nous venons d'établir touchant les propriétés physico-chimiques des eaux d'Ussat, il est facile de déterminer par induction, non-seulement la classe à laquelle elles appartiennent, mais encore les vertus thérapeutiques dont elles jouissent.

Les eaux thermales d'Ussat sont *bicarbonatées salines*, c'est-à-dire qu'elles sont en même temps *bicarbonatées calciques* et *sulfatées*, à base de *chaux*, de *soude* et de *magnésie*. Leur température de 38 degrés centigrades (aux points d'émergence), et la possibilité de les administrer à une température fixe, qui peut varier de 30 à 37° 50 centigrades, font de ces eaux un des agents hydrothérapiques les plus puissants dans les affections nerveuses (du grand sympathique surtout) et dans les maladies parenchymateuses. La présence de l'acide carbonique libre qui se trouve en contact avec la peau dans le bain et avec la muqueuse gastro-intestinale par la boisson, rend ces mêmes eaux extrêmement précieuses dans certaines maladies spéciales du système cutané, des organes de la digestion et de l'appareil général de la veine-porte. La matière organique qu'elles contiennent, en leur donnant une onctuosité agréable au toucher, leur communique une propriété calmante, émolliente et organoleptique fort remarquable. Leur limpidité, enfin, jointe à leur saveur légèrement styptique, les rend agréables à boire et permet de les employer avec beaucoup d'avantage dans les maladies de l'estomac, des intestins, du foie, des reins et de la vessie.

Art. 3. — Dans le but d'être le plus complet possible et d'initier le lecteur à tout ce qui, de près et de loin, se rattache à la question des eaux d'Ussat, nous allons, dans un exposé sommaire, consacrer quelques lignes à l'examen des stations thermo-minérales qui ont quelques traits d'analogie avec la nôtre, tant au point de vue des caractères géologiques et minéralogiques des terrains, au milieu desquels émergent leurs sources, qu'au point de vue des conditions constitutives (électro-dynamiques et thérapeutiques) qui rendent certaines d'entre elles similaires des sources d'Ussat-les-Bains.

A. Les eaux thermo-minérales d'Ussat prennent naissance dans le sein d'une montagne à base calcaire jurassique ; elles sourdent, nous l'avons déjà dit, dans un terrain d'alluvion à travers les couches d'un schiste noir stratifié. Ce milieu minéralogique a reçu, en géologie, le nom de *terrain de sédiment inférieur*. Or, cette origine des eaux d'Ussat est identique à celle des eaux de Bagnères-de-Bigorre, de Bagnols, d'Aix (Savoie), de Luxeuil, de Plombières, de Niederbronn, de Pyrmont.

Les terrains qui ont le plus d'analogie avec les terrains de sédiment inférieurs sont : 1o les terrains de *transition* qui comprennent Néris, Vichy, Bourbon-l'Archambault, Cambo, Bourbon-Lancy, Cransac, Saint-Gervais, Aix-la-Chapelle, Spa et Seltz ; 2o les *terrains de sédiment moyens*, dans lesquels se trouvent les eaux de Gréoulx, Balaruc, Bourbonne-les-Bains, Pougues, Aix (Provence), Saint-Amand.

B. Ussat, dans la nouvelle nomenclature des eaux minérales, se trouve classé parmi les bicarbonatées calciques. Ce mode de classification laisse beaucoup à désirer néanmoins, attendu que la classe des eaux carbonatées calciques comprend des espèces minérales bien disparates quant à la constitution chimique et opposées parfois, si on les étudie sous le rapport médicateur. Les eaux bicarbonatées calciques qui ont le plus d'analogie avec celles d'Ussat sont les eaux d'Aix (Savoie), d'Aix (Provence), d'Alet, de Bagnères-de-Bigorre, de Condillac, de Foncaude, de Foncirgues, de Pougues, de Rieumajou, de Saint-Galmier, et tant d'autres qui se rapprochent de nos eaux thermo-minérales, sans leur ressembler au fond sous le rapport de la puissance médicatrice et de l'élément électro-dynamique. A cet égard, Ussat est positivement supérieur à ses émules, surtout au point de vue de ses propriétés antispasmodiques et antiphlogistiques.

C. Enfin, si nous rapprochons des eaux minérales d'Ussat celles qui ont avec elles une certaine analogie purement médicale et relative aux indications thérapeutiques qu'elles sont appelées à remplir, nous signalerons en première ligne : Bagnères-de-Bigorre, Marienbad, Néris, Plombières, Evian, Schwalbach, Luxeuil, Schlangenbad, Bourbon-Lancy, Sylvanès et Contrexéville. Nous ajouterons néanmoins que ce sont là tout autant d'individualités hydrominérales qui non-seulement possèdent des propriétés physicochimiques et électro-dynamiques autres que les eaux d'Ussat, mais qui fournissent encore des indications différentes, souvent opposées, n'ayant de la similitude entre elles que dans quelques rares circonstances dont on peut ramener l'ensemble aux propriétés organoleptiques et sédatives.... Encore existe-t-il dans les rapports qui les lient des nuances qui n'ont pas échappé à l'attention des médecins hydrologues.

En traçant cette esquisse des eaux minérales similaires à celles d'Ussat tant sous le rapport minéralogique et géologique qu'au point de vue physico-chimique et médico-pratique, je n'ai eu d'autre but que de rendre mon travail plus complet et de combler une lacune trop commune dans les monographies des eaux minérales.

CHAPITRE II.

§ 1er, AMÉNAGEMENT DES EAUX D'USSAT.

Ce chapitre est entièrement réservé à mettre en lumière une question des plus importantes, passée presque sous silence jusqu'à ce jour: chose très-regrettable! car il ne suffit pas que le malade et son médecin ordinaire (ne connaissant pas Ussat) sachent que les eaux bicarbonatées calciques de cette station sont indiquées pour telle ou telle maladie (ce que nous nous efforcerons de bien préciser en son temps) ; il faut encore que médecin et malade n'ignorent aucune des ressources que fournit l'hydrothérapie à Ussat, avant de pouvoir, celui-là recommander sciemment, celui-ci fréquenter avec fruit cette station thermo-minérale. Le médecin-inspecteur doit la vérité à ses confrères et aux malades que ceux-ci veulent bien confier à ses soins. Rien ne serait d'ailleurs plus funeste et plus décevant que de voir des malades forcés de repartir immédiatement après leur arrivée dans une station dont les eaux seraient contre-indiquées pour leur affection ou qui ne fournirait pas toutes les ressources exigées par des besoins hydrothérapiques spéciaux.

Depuis les nouveaux travaux de captage et d'aménagement exécutés par MM. François et Durrieu, l'ensemble des dispositions actuelles assure pour le service de l'établissement un débit de 1,250 mètres cubes d'eau minérale (dans les vingt-quatre heures), d'une thermalité de 31° 50 à 38° 75 centigrades : ce qui serait suffisant et au delà pour le nombre des bains administrés tous les jours, même au plus fort de la saison thermale, si cette quantité ne diminuait pas à certaines époques.

Les sources d'Ussat consistent en un certain nombre de filets d'eau minérale émergeant d'un réservoir commun ou lac souterrain, au moyen de gueules ou griffons qui, tour à tour, et suivant l'élévation du niveau des eaux de pression inférieure et latérale, vomissent continuellement un liquide onctueux, limpide, chargé des principes minéralisateurs que nous avons vus énumérés dans l'analyse de M. le professeur Filhol, et possédant invariablement la même température, avec des conditions égales de niveau, suivant les saisons. Ainsi, tel griffon qui, dans telle condition d'élévation des eaux de l'Ariège, fournit une eau thermale à 26 ou 27 degrés centigrades, donnera en juillet et août une masse d'eau à 38 ou 39 degrés. La nappe d'eau minérale suit l'influence des niveaux, sans jamais se mêler aux eaux d'infiltration sous-jacentes : toute loi physique et hydraulique s'y oppose.

Les quatre grandes galeries, creusées dans l'ébouilli calcaire d'abord et dans la montagne ensuite, sont munies d'un certain nombre de griffons d'où s'échappe l'eau minérale qui vient, après un parcours plus ou moins long, se déverser dans un réservoir commun appelé *galerie baigneuse*. Celle-ci, adossée à la montagne de Ramploques, se dirige du S.-E. au N.-E. et se trouve en rapport, par son flanc Est, avec la série des quarante-huit cabinets qui servent pour les bains et les douches.

Les baignoires destinées à la balnéation simple sont au nombre de quarante-quatre ; elles ont un fond hermétique et sont construites en marbre blanc de Carare ; chacune d'elles occupe un cabinet spécial, mais elles sont assez grandes pour recevoir deux personnes au besoin. Du reste, le système balnéaire est des plus commodes et des plus ingénieux à Ussat, en ce sens que, par une communication directe avec la galerie baigneuse, l'alimentation des baignoires est immédiate et continue. Une fois parvenue (dans la baignoire) au niveau de l'eau de la galerie baigneuse (toujours au niveau des sources), l'eau minérale s'échappe, soit d'elle-même, soit par le fait de l'immersion des corps, le long d'une ouverture pratiquée sur le flanc gauche de la baignoire, et va se jeter dans le conduit commun de la vidange. De cette sorte, la surface supérieure de l'eau minérale qui est dans la baignoire s'épanche par le *trop-plein*, emporte avec elle les impuretés qui s'y trouvent, et permet à l'eau du bain de conserver une température invariable : grâce au filet d'eau thermale continuellement fournie par l'ouverture qui communique avec la galerie baigneuse. Cette condition de balnéation exceptionnelle, ou du moins très-rare, assure à Ussat des succès thérapeutiques introuvables ailleurs !...

Quant à la vidange des baignoires, elle s'opère soit d'un seul coup et en même temps pour toutes les baignoires à la fois, soit pour chaque baignoire en particulier, à l'aide d'un mécanisme spécial que le servant peut mettre en jeu sans pénétrer dans les cabines. Cette vidange s'est faite d'une manière incomplète durant de longues années ; mais, sur mes observations, l'administration d'Ussat doit porter remède à ce grave inconvénient. A l'avenir, on n'aura donc plus à redouter de trouver au fond des baignoires certaines impuretés.

En dehors des quarante-quatre baignoires pour bains entiers, il y a encore à Ussat un cabinet de grandes douches (avec une baignoire), deux cabinets pour douches ascendantes, vagino-utérines et rectales, ainsi que trois baignoires de siége indispensables, et que, sur ma demande, on a promis de construire dans le but de faire participer aux avantages salutaires de notre station les personnes qui, atteintes d'une affection de l'utérus, ont un besoin impérieux de nos eaux et qui ne pourraient, sans cela, jouir de ce privilége, à cause de la complication de leur affection avec une maladie organique des poumons ou du cœur.

Le service des bains est fait à Ussat par six baigneurs (nombre beaucoup trop restreint), dont deux sont spécialement réservés pour le service des douches. Trois femmes, deux hommes et un baigneur en chef composent le personnel qui sera incessamment augmenté, vu les besoins croissant d'année en année et le développement que doit nécessairement prendre l'hydrothérapie dans notre station minérale.

Nous verrons bientôt à quel usage médical sont destinées chacune des séries qui composent le service thermal.

Un mot tout d'abord sur les bains de siége, les douches et les vapeurs.

Trois baignoires de siége seront donc prochainement installées, sur notre demande. Leur système sera des plus commodes pour la malade qui doit, en même temps qu'elle est dans son bain, prendre une douche vaginale, utérine ou rectale à la température qui lui a été prescrite, froide, tiède ou chaude selon la nécessité. Ici, comme dans les grands bains, même avantage d'un renouvellement incessant de l'eau minérale qui arrive, à un degré toujours fixe, par deux tubes communiquant avec les galeries intérieures et qui s'écoule continuellement (à l'aide d'une ouverture pratiquée vers le bord supérieur de la baignoire) dans le conduit commun de la vidange. Les médecins comprendront la grande utilité que doit fournir à la thérapeutique hydro-thermale d'Ussat ce nouveau genre de balnéation si utile pour le traitement des affections utérines et vaginales (1) : je dirai même rectales et vésicales, surtout lorsque celles-ci sont greffées sur un sujet atteint simultanément d'une maladie organique des poumons ou du cœur dans lesquelles il y a contre-indication formelle de la balnéation entière. Jusqu'ici, en ces derniers cas, on usait du demi-bain, en faisant asseoir la malade sur une sellette *ad hoc*; mais, outre le désagrément grave (dans les maladies des organes de la respiration et de la circulation) de

(1) Il n'existait encore que des canules en caoutchouc fort incommodes et parfois gênantes, qui ne donnaient du reste qu'un faible jet rejeté immédiatement par la pression des replis de la membrane muqueuse du vagin. Pour obvier à cet inconvénient, j'ai imaginé une sorte de petit spéculum-irrigateur pouvant être aisément introduit par la malade elle-même. A son tiers supérieur qui s'adapte en se vissant se trouve une toile métallique contre laquelle vient se briser la chute d'eau qui par ce moyen se pulvérise et va en jets filiformes se mettre en contact avec le col utérin. Voyez à la fin de la brochure les figures de la planche. Voyez aussi d'autres détails sur l'instrument, à la page 62.

l'immersion des membres inférieurs dans l'eau, il arrivait bien souvent que le trop-plein ne jouait pas, et que l'eau, en se refroidissant, provoquait soit un *lumbago*, soit des courbatures qui obligeaient la malade à suspendre ses bains. Un dernier désagrément, souvent à considérer, c'est que ce demi-bain devait être payé comme un bain entier. Or, par suite des modifications que nous avons apportées, les malades atteints d'une double affection organique des appareils de la génération, de la respiration ou de la circulation pourront désormais trouver à Ussat leur véritable guérison, en faisant précéder une cure à Cauterets, à Amélie-les-Bains ou au Vernet d'une première cure préparatoire, à notre station, qui leur facilitera les résultats qu'on peut obtenir par la seconde.

En outre, comme une double balnéation ne peut qu'être préjudiciable dans la plupart des cas, les malades pourront, par ce moyen, après avoir pris un bain entier le matin, prendre un bain de siége l'après-midi ou *vice versà*, de manière qu'il n'y ait pas encombrement. Un autre avantage inappréciable que nous retirerons des bains de siége, ce sera de pouvoir les employer avec beaucoup de succès dans les nombreux cas d'aménorrhée, de dysménorrhée et de métrorrhagie passive qui se présentent à Ussat ; car, en général, les personnes ainsi affectées ne sauraient aucunement supporter sans préjudice une double balnéation entière.

Deux cabinets sont spécialement réservés aux petites douches ascendantes. Le premier est également destiné aux hommes comme aux femmes et sert indifféremment pour les douches périnéales, rectales et vagino-utérines. Le second est réservé uniquement aux dames qui, n'usant pas de bains de siége, sont soumises à des injections ou douches vaginales et utérines. Cette séparation était devenue nécessaire.

Enfin, un cabinet muni d'une baignoire alimentée par une eau à 38° centigrades, sert exclusivement aux grandes douches, seules ou combinées avec la balnéation. Là, le malade peut recevoir toute espèce de douche verticale, horizontale, en lame, en faisceau, en pluie, en spire, etc. ; les douches écossaises peuvent également y être administrées.

Tous les appareils nécessaires à cet usage avaient été soigneusement collectionnés par notre honorable prédécesseur ; nous en avons fait ajouter quelques autres absolument indispensables.

Quant aux bains de vapeurs, on ne peut les prendre à Ussat que dans la galerie n° 1, et encore, d'une manière accidentelle; mais nous sommes autorisé à faire espérer aux malades qui en auront besoin la jouissance prochaine de ce mode spécial de traitement, plein d'avenir pour la thérapeutique hydro-minérale d'Ussat et d'efficacité contre les rhumatismes nerveux, les raideurs et les contractures des membres. Nous pouvons en dire autant de la construction d'une piscine dont les besoins sont plus pressants encore.

L'administration hospitalière de Pamiers, fidèle interprète des dernières volontés de messire de Fraxine, l'ami des pauvres, a fait construire un hospice qui contient douze lits et qui reçoit régulièrement chaque année du 15 juin au 15 octobre, deux cents malades, logés, nourris, traités aux frais de l'établissement et soignés par le médecin-inspecteur. Cet hospice est non-seulement une institution de haute charité chrétienne, mais encore il fournit au médecin-inspecteur une clinique des plus curieuses et des plus intéressantes. Pour ma part, je suis heureux qu'une telle occasion m'ait été donnée de pouvoir étudier, sur des sujets aussi dignes d'attention, les maladies nerveuses et utérines, telles que la misère, les privations et le dénûment les présentent à l'observation du médecin ; c'est là la meilleure des écoles. Quatre servants et deux sœurs de charité sont attachés à cet hospice. Une petite pharmacie, enfin, que je voudrais voir mieux fournie, fait aussi partie de l'hospice pour le service des indigents ; parfois j'y ai eu recours pour les malades pressants qui fréquentent la station. Le produit de la vente des remèdes est affecté, comme tous les autres revenus, au secours des malheureux des hospices de Pamiers.

En face des Thermes est un bâtiment appartenant à l'établissement, où se trouvent : 1° le cabinet du médecin-inspecteur (1); 2e le bureau du régisseur chargé de distribuer les cartes aux baigneurs ; 3e un appartement spécial, appelé chauffoir, où les linges des baigneurs sont étendus et séchés. Dans ce bâtiment, logent éga-

(1) Le cabinet du médecin inspecteur est ouvert tous les jours de huit à dix heures du matin et de deux à cinq heures du soir, pour les consultations. Les mardis, jeudis et samedis (de une à deux heures), consultations gratuites pour les indigents, munis d'un certificat d'indigence ou inscrits sur les registres du médecin-inspecteur. Les visites dans les hôtels sont faites par le médecin-inspecteur, de six à huit heures du matin et de midi à deux heures.

lement le régisseur, les six baigneurs et tout le personnel de l'établissement thermal.

Une chapelle desservie, le dimanche, par l'honorable M. Bonnel, curé d'Ornolac, est ouverte tous les jours au public de cinq heures du matin à huit heures du soir. Du reste, comme notre station thermo-minérale est fréquentée par le clergé des environs, les personnes qui veulent assister aux offices jouissent, à peu près tous les jours, de cette faculté.

Un service postal régulier (avec deux départs et deux distributions par jour) a lieu depuis le 1er juin jusqu'au 17 octobre, suivant la saison. Nous avons demandé l'institution d'un télégraphe.

§ 2. — MODE D'ADMINISTRATION DES EAUX THERMO-MINÉRALES D'USSAT. — LEUR EMPLOI MÉTHODIQUE. — USAGE ABUSIF QU'ON EN FAIT.

Les eaux d'Ussat, exclusivement employées, jusqu'en ces derniers temps, en bains entiers, ont été, depuis quelques années seulement, administrées en douches, en boisson et en vapeurs, mais avec une réserve telle qu'il n'était pas possible de regarder ces derniers modes d'administration comme un moyen hydro-thérapeutique réel. Désireux de propager ces divers et précieux agents médicateurs, nous avons organisé un service spécial de douches, et inauguré les bains de siége dont l'emploi était encore inconnu dans notre station.

C'est donc sur ces divers modes d'administration que nous allons jeter un coup d'œil dans le cours de ce paragraphe.

Bains. — Le bain thermo-minéral ne saurait être assimilé, sans danger pour l'hydrologie médicale et pour les malades eux-mêmes, à un bain simple ; son innocuité est un leurre funeste que des personnes intéressées jettent comme un appât devant les ignorants et les crédules. « Les eaux d'Ussat, » m'écrivait l'an der- « nier un médecin des plus distingués de Montpellier si calmantes » qu'elles soient, ne sauraient jamais être administrées avec trop de » prudence et de réserve... » Cet éminent praticien avait raison, et depuis longtemps j'avais moi-même observé combien il est dangereux de laisser les malades user librement des eaux minérales : de celles d'Ussat comme de toutes les autres. Il y a, en effet, dans ces eaux une puissance que ne possède aucune eau minérale artificielle : puissance si salutaire entre les mains d'un médecin judicieux et si dangereuse lorsqu'elle est arbitrairement appliquée par un empirique ou par quelqu'un d'étranger à cette méthode thérapeutique spéciale.

Les bains d'Ussat peuvent être administrés à une température qui varie entre 30 et 38° centigrades. Ainsi, on peut employer nos eaux thermo-minérales : 1° sous forme de bains chauds de 35 à 38°; 2° sous forme de bains tièdes de 33 à 35°; 3° enfin, sous forme de bains frais de 30 à 33°. Ces trois séries comprennent tout le jeu de notre clavier hydro-minéral; mais, du jour où, possédant quinze baignoires de plus, il nous sera permis de donner des bains froids à Ussat, il n'y aura pas en Europe d'établissement plus riche en moyens hydro-thérapiques.

Les bains chauds s'étendent du n° 1 au n° 12; les bains tièdes vont du n° 12 au n° 30; les bains frais enfin comprennent du n° 30 au n° 44. L'habileté du médecin-hydrologue est de savoir apprécier, à deux numéros près, quelle est la température spéciale qu'il faut au malade, en combinant la température du bain et la puissance de l'eau thermale avec l'idiosyncrasie du sujet, son état pathologique et les diverses circonstances qui constituent le cortége pathognomonique de sa maladie. Il est des cas en effet où le médecin, ne cédant à aucune considération d'amour-propre, doit ne pas balancer à agir, alors même que le malade aurait de la répugnance à suivre les indications que dicte une profonde conviction pratique. Ainsi, j'ai vu certaines personnes désirer les bains froids ou chauds, alors qu'il les leur fallait tièdes. Or, j'ai obtenu des résultats surprenants, toutes les fois que, convaincu de l'importance d'une température, j'ai exigé des malades l'obéissance à ma prescription. La mode est un tyran pour l'art médical ; le praticien sage ne doit jamais sacrifier à cette idole; mieux vaut sauver les patients d'une mort certaine ou d'une aggravation du mal que de céder à quelque fantaisie à laquelle s'empressent beaucoup trop de satisfaire la routine et l'ignorance.

Douches. — Les douches peuvent être administrées dans notre station thermale sous toutes les formes et à différentes températures. Personne n'ignore les résultats immenses que l'on retire partout de cette méthode particulière d'hydrothérapie. A Ussat, on en retirera de bien plus éclatants encore, à cause de la balnéation sédative qui peut suivre la douche ; nous citerons quelques cas de ce double traitement.

Boisson.— En boisson, l'eau d'Ussat, très-peu employée jusqu'à nous (1), a rendu déjà des services signalés et se trouve destinée à jouer un rôle important dans le traitement de certaines affections qui ne fréquentent pas habituellement notre station, parmi lesquelles nous citerons en première ligne les vomissements incoercibles provenant d'un spasme du cardia, de l'estomac ou du diaphragme.

Vapeur. — Pour ce qui est de l'administration des eaux d'Ussat en vapeurs, nous ferons observer que, ne jouissant pas encore de l'avantage d'une étuve ou salle d'inhalation, nous avons mis en usage l'appareil de notre savant confrère le docteur Sales-Girons, médecin-inspecteur à Pierrefonds. Nous avons retiré des résultats très-satisfaisants de l'emploi de cet appareil ingénieux dans les spasmes du pharynx, de la glotte et de l'œsophage. Nous aurons occasion, plus loin, de revenir là-dessus.

Durée du bain.—La durée du bain à Ussat est en général de quarante-cinq minutes pour toutes les températures; c'est là un usage qui a bien son mauvais côté, attendu que beaucoup de personnes, prenant indistinctement le premier numéro venu, séjournent — à tort — aussi longtemps dans un bain chaud que dans un bain tiède ou frais, indifféremment. La durée du bain n'est pas arbitraire et ne doit pas être prolongée ou diminuée sans motifs. Ainsi, lorsque dans un bain chaud ou frais on ne doit pas régulièrement demeurer plus de quarante à quarante-cinq minutes, il est salutaire, le plus souvent, de prolonger le bain tiède de une heure, deux heures et même trois heures dans certains cas.

Abus. — Plusieurs abus que le médecin-inspecteur doit s'efforcer de réprimer (dans l'intérêt des malades qui, mal conseillés ou

(1) Figuier et Bouillon-Lagrange conseillaient les eaux d'Ussat en boisson dans une multitude de maladies sur lesquelles ce mode de médication a une influence très-grande. Nous ne voyons donc pas pourquoi on a tant négligé cet usage. M. Ourgaud recommandait également l'eau d'Ussat en boisson. Pour notre part, nous regardons ce moyen comme très-efficace.

voulant user de la liberté que leur accorde la loi, regardent une cure hydro-minérale comme un pur amusement), se glissent dans les établissements au préjudice de la santé publique et de la réputation des stations minérales elles-mêmes. Voici ceux que j'ai pu contrôler à Ussat et que j'ai dû tenter de faire disparaître.

Il est d'usage dans cette station thermo-minérale (et en ceci, on invoque une vieille expérience) de prendre au moins deux bains par jour. De plus, on a la funeste et dangereuse habitude de conseiller la continuation de cette méthode empirique à tout le monde, sans distinction d'âge, de sexe, d'affection morbide. Enfin on ordonne le bain aux femmes et aux filles pendant leur époque cataméniale. Pour ma part, je blâme la double balnéation, parce qu'elle ne laisse pas le temps à une double réaction de s'opérer; je réprouve comme coupable et périlleux l'usage des bains (quels qu'ils soient) pendant les trois premiers jours au moins de la menstruation, chez les personnes bien réglées. Je ne puis admettre enfin la continuation de la balnéation que chez les personnes atteintes d'aménorrhée ou de dysménorrhée. Du reste, mon blâme et ma condamnation reposent sur des faits graves, très-graves, que, par convenance, je ne puis rapporter ici (mais pour lesquels j'ai été appelé en consultation), et sur d'autres faits plus malheureux encore pour la station d'Ussat, innocente de ces aberrations. La double balnéation (dans le même jour) est donc erronée en principe, et il n'y a que l'*exception* qui puisse faire admettre son usage passager; encore faut-il qu'il y ait *tolérance* de la part du malade, et que l'attention du médecin soit sans cesse en éveil.

Déjà des voix autorisées se sont élevées contre cette *liberté absolue des eaux thermo-minérales*; notre honorable confrère, M. le docteur Gerdy, ex-médecin-inspecteur d'Uriage, a officiellement protesté contre un abus si contraire à la législation sur les agents thérapeutiques. Espérons que bientôt il ne sera plus permis aux malades de s'exposer impunément à la mort!

Cure. — La cure à Ussat se compose d'un nombre indéterminé de bains, douches, etc. Sa durée devient en outre très-problématique, si on a à remédier à une affection gastrique intestinale ou viscérale qui exige l'usage de l'eau en boisson. Le moyen le plus rationnel à employer pour guérir, c'est de faire une double cure en un an (du 15 juin au 15 juillet, et du 15 septembre au 15 octobre).

On pourra ainsi, en prenant un bain par jour, donner le temps à la première cure d'opérer son effet, avant de commencer la deuxième, qui viendra consolider la guérison presque toujours complète. J'ai obtenu par ce moyen des effets prodigieux sur des affections utérines et nerveuses dont la disparition a été absolue. Je reviendrai sur cette question.

En thèse générale, pour une cure par les bains simples, sans aucune combinaison autre, il importe de prendre de 40 à 50 bains et de demeurer, à cet effet, un mois au moins à Ussat. Le traitement se divise en trois époques ou périodes distinctes; chaque période comprend dix jours. Pendant la deuxième période, on peut (avec prudence) user de la double balnéation, car alors il y a tolérance, et l'économie s'est accoutumée à ce traitement; mais pendant la première et la troisième période, sans exception aucune, il ne faut prendre qu'un seul bain. Deux bains au commencement peuvent affaiblir le corps et le jeter dans une perturbation préjudiciable. Terminer brusquement une cure de 40 bains, en prenant deux bains par jour, c'est exposer l'organisme à une révolte souvent nuisible, surtout si la cure n'a duré que vingt jours. Lorsque la cure se fait par la boisson et par la balnéation combinées, ou bien lorsqu'on prend un bain entier alterné avec un bain de siége, tous les jours, il suffit de demeurer à Ussat un mois seulement et de prendre un seul grand bain combiné avec la boisson de l'eau minérale et le bain de siége. Enfin, lorsque un traitement médico-chirurgical est indispensable, on doit s'en rapporter à la sagesse du médecin des eaux et ne désemparer que lorsque le mal est en pleine voie d'amendement. Presque toujours, du reste, la guérison, quand elle a lieu, n'est qu'imminente au départ du malade et il n'y a que le coup d'œil judicieux du médecin hydrologue qui puisse entrevoir, dans un avenir plus ou moins prochain, la réalisation de cette guérison tant désirée, mais illusoire pour un esprit peu exercé à ce genre d'appréciation. Il vaudrait infiniment mieux, en effet, guérir en trois mois, ou partir avec la certitude d'une prochaine guérison, après un séjour prolongé et de sérieux sacrifices, que de revenir pendant dix ou quinze ans inutilement aux eaux thermales pour en repartir au moindre soulagement et ne guérir jamais.

En terminant ces aperçus généraux sur le mode d'emploi des

eaux minérales d'Ussat, qu'il me soit permis de manifester le regret de l'absence d'une salle d'inhalation, car elle prive le malade du bienfait des vertus présumables de cette précieuse médication hydro-thérapique spéciale. Les eaux d'Ussat, comme nous le dirons plus loin, constituant un excellent remède sédatif contre toutes les affections spasmodiques, il serait de la plus haute nécessité de procurer au médecin-inspecteur et aux malades le moyen de pouvoir l'administrer dans les parties du corps où l'introduction de l'eau en substance et même en pluie est difficile, nous dirons même dangereuse et impossible. Nous nous servons (en attendant mieux) avec avantage de l'appareil ingénieux de notre confrère, le docteur Sales Girons, dont nous avons déjà fait mention : appareil qui subtilise l'eau minérale et en fait un vrai nuage, facile à respirer, lequel pénètre par cela même jusqu'aux dernières ramifications bronchiques. Nous employons également, en bien des cas, la douche en vapeur ou en pluie fine et impalpable ; mais ces moyens artificiels, qui sont toujours d'une pratique aisée, à la ville comme aux eaux, ne sauraient être, pour les personnes peu fortunées surtout, un équivalent suffisant des vapeurs naturelles d'une salle d'inhalation.

IIme PARTIE.

Action physiologique des eaux d'Ussat. — Leur action médicatrice. — Leur action élective et électro-dynamique. — Leur action combinée avec un autre traitement hydro-minéral, médical ou chirurgical. — Vertus de ces eaux contre les affections mentales. — Leur efficacité contre les maladies de la veine porte. — Classification et étude clinique de chaque genre de maladies curables à Ussat. — De la stérilité.

CHAPITRE PREMIER.

§ 1er. — ACTION PHYSIOLOGIQUE, ÉLECTIVE ET ÉLECTRO-DYNAMIQUE MÉDICATRICE DES EAUX D'USSAT. — LEURS INDICATIONS ET CONTRE-INDICATIONS. — LEUR ACTION COMBINÉE.

Les eaux thermo-minérales d'Ussat produisent deux ordres bien distincts de phénomènes qu'il ne suffit pas d'indiquer d'une manière vague et indéterminée. Le médecin qui n'est point familiarisé avec elles doit connaître leur action physiologique et leurs vertus médicatrices, afin de pouvoir s'édifier sur la valeur respective des signes auxquels on distingue l'effet physiologique de l'effet médicateur. Les malades, de leur côté, doivent ne rien ignorer à ce sujet afin de n'être point alarmés au premier symptôme physiologique ou pathologique qui peut se manifester dans la première décade ou période de leur cure hydro-minérale.

Les eaux d'Ussat agissent sur l'organisme de deux manières : elles ont d'abord une action immédiate ou physiologique ; elles exercent ensuite sur le corps une double influence ou action médiate dite symptomatique et pathologique, ou thérapeutique et médicatrice. De ces deux modes d'action divers et non opposés, différents et non contraires, découlent d'une manière évidente une série d'indications et de contre-indications capables d'éclairer le médecin et d'édifier le malade sur l'importance réelle de ces eaux, dans une masse de maladies organiques et d'affections générales ou locales du double système nerveux cérébro-spinal et grand sympathique, ainsi que dans les désordres graves qui peuvent atteindre les organes sécréteurs, excréteurs, digestifs et parenchymateux. Je ne saurais donc me contenter d'indiquer, légèrement et d'une manière sommaire, comme signes physiologiques ordinaires et constants des eaux d'Ussat sur l'organisme : « une surexcitation légère, des » fourmillements à la peau, de rares traces d'érythème, de l'in- » somnie, de l'inappétence, un peu de diarrhée, une légère exacer- » bation de l'état pathologique, presque toujours de la céphalal- » gie. » Non! c'est là un tableau écorné, exagéré en certains cas, insuffisant en d'autres, et, en définitive, inexact. En effet, ces manifestations physiologiques varient suivant l'âge, le sexe, l'idiosyncrasie, la constitution du sujet, le régime et les habitudes, la température du bain et l'affection qui est en traitement. Il importe donc de spécifier toutes les circonstances, sans séparer néanmoins l'action physiologique de l'action médicatrice curative et des indications générales, subséquemment fournies par l'exposé méthodique des vertus médicales des eaux de notre station.

Ces effets varient encore suivant que les eaux sont administrées en bains, en douches et en boisson, c'est-à-dire suivant qu'elles agissent sur l'économie, par la surface cutanée, les muqueuses, et enfin comme topique sur les diverses parties du corps sain ou malade.

Trois conditions inhérentes, soit à la nature intime des eaux minérales, soit à la constitution vitalo-organique du corps (conditions qu'il ne faut jamais perdre de vue, si l'on veut bien saisir l'action tant des eaux minérales en général que des eaux d'Ussat en particulier, et comprendre combien leur emploi abusif et intempestif peut être dangereux ou préjudiciable), sont indispensables par-dessus tout pour la parfaite intelligence de la possibilité et de l'efficacité d'action de ces eaux. Ces trois conditions requises sont : 1° de la part de l'organisme une puissance de *réceptivité*, qui seule peut faire admettre ou démontrer l'efficacité de l'eau thermale et l'*absorption* de certains principes minéraux, soit par voie cutanée dans le bain, soit par les muqueuses, en boissons et en injection ;

2° de la part de l'eau minérale une vertu *électro-dynamique* agissant sur l'économie entière, non-seulement d'une manière directe et immédiate, à l'aide du système nerveux sensitif de la peau qui réagit sur l'axe cérébrospinal pour s'irradier dans tout le corps et porter son influence vers les viscères abdominaux, mais encore d'une manière médiate et indirecte à l'aide de l'appareil nerveux ganglionnaire sur lequel les eaux d'Ussat (éminemment antispasmodiques et sédatives), ont une action *élective* qui explique également leur efficacité hyposthénisante sur les appareils sécréteurs et excréteurs, sur les viscères abdominaux et les organes parenchymateux; 3° de la part de l'eau minérale et de la part du corps une *action* réciproque directement modificatrice et une *réaction* salutaire consécutive sur la chylification et le système veineux de la veine porte, sur les viscères en général, et sur les deux systèmes nerveux: centres naturels de tous les actes réflexes ou réciproques qui s'opèrent dans les fonctions vitales et organiques.

Berthold, Collard, Madden, de Martigny, Liétard, Kuhn et une grande partie de la nouvelle École hydrologique française enseignent que ce n'est qu'en vertu de l'absorption immédiate et directe par l'organe cutané (dans le bain) des principes en dissolution dans les eaux minérales que celles-ci agissent. Notre savant confrère, M. Homolle, dit, en cette circonstance : « L'absorption se fait » comme si la peau était douée d'une sorte de *force catalytique* » (dissolvante), en vertu de laquelle elle opérerait un départ entre » les molécules constituantes de certains composés chimiques, » pour exercer une *absorption élective* sur l'un des composants, à » l'exclusion de l'autre. » C'est-à-dire qu'il s'opère ici le même phénomène que pendant la digestion alimentaire, savoir : une élaboration, une assimilation, une sorte d'acte nutritif et vital, une véritable *absorption élective*, à laquelle (en vertu des conditions ci-dessus posées) coopèrent, et la substance minérale au moyen d'une puissance électro-dynamique qui lui est inhérente, et l'organisme vivant à l'aide d'un acte de *réceptivité* purement vitale, joint à un acte d'absorption et d'assimilation. Telles sont aussi mes convictions à cet égard depuis quelques années. Du reste, les travaux modernes de plusieurs hydrologues et les récentes études de MM. Treuille, Scoutteten et Lambron sur les *propriétés électriques* des eaux minérales ne peuvent que confirmer une opinion qui se trouve être d'accord avec l'expérimentation raisonnée des faits pratiques.

Mais, revenons à nos appréciations sur l'action physiologique et médicatrice des eaux d'Ussat.

Prises en bains, ces eaux exercent une action différente, suivant leur degré de température, en d'autres termes, selon que les bains sont *chauds, tièdes* ou *froids*. L'action de ces eaux est, en outre, relative à la *durée* des bains.

ART. 1er. — *Bains chauds.* — Généralement parlant, dans un bain chaud (de 35° à 38°, pris à Ussat), l'*exhalation* l'emporte sur l'*absorption*, le système vasculaire augmente d'activité, le pouls s'accélère ; il s'établit vers la peau et vers la muqueuse pulmonaire un travail particulier d'exhalation. Contrairement aux bains frais, ces bains *chauds* provoquent un mouvement centrifuge ou périphérique. La poussée est facile. Il se constitue en même temps un mouvement diaphorétique évident et la diurèse est rare. D'où une stimulation générale dans tout l'organisme et certains mouvements congestifs vers les cavités splanchniques : condition physiologique fort importante qui doit servir de guide au médecin et au malade, afin que celui-là se garde de conseiller et que celui-ci évite de prendre (même à Ussat où l'on croit pouvoir impunément user de toutes les températures) des bains chauds, chaque fois qu'il y a dans le sujet prédisposition à une congestion cérébrale ou pulmonaire ; que le patient est atteint d'une lésion organique du cœur ; qu'il est enclin aux raptus hémorrhagiques vers le cerveau, la poitrine et le cœur ; qu'il a éprouvé enfin une ou plusieurs hémoptysies. Quelques exemples rendront mes paroles plus compréhensibles.

Ire OBSERVATION. — M. de T..., de Toulouse, âgé de 57 ans, d'un tempérament nervoso-sanguin et d'une constitution affaiblie par des travaux de cabinet, était atteint de somnolence avec agitation fébrile de temps à autre ; il était constipé et sentait dans le flanc gauche une douleur sourde qui alternait avec un flux hémorrhoïdal irrégulier. Avec cela notre malade prenait peu d'exercice et faisait bonne chère. Envoyé à Ussat par un de mes confrères les plus distingués de Toulouse, il eut l'imprudence (cédant à un coupable entraînement fréquent dans cette station, où de vieilles habitudes persistent encore) de prendre au hasard un bain au no 5, le seul libre, lui dit-on, en ce moment, comme si quelqu'un, autre que le médecin, devait avoir le droit de prescrire la température. Dès ce premier bain, il y eut une violente céphalalgie qui fut mise sur le compte de l'effet ordinaire des eaux. Sans faire aucun cas de l'âge, de l'état pathologique et des prédispositions du malade, on lui conseilla, toujours et quand même, une double balnéation et au n° 5 (37° 75). Trois jours après son arrivée, M. de T..., revenant sur lui-même, me fit appeler, et, n'eût été l'effet prompt et sûr d'une potion avec aconit et esprit de Mindererus, le malade risquait fort de périr victime de son imprudente confiance en des conseils peu intelligents. Quelques jours après, M. de T... fut soumis à un traitement hydrothérapique combiné : bains à 31° centig., douches écossaises alternées avec des douches rectales à jet continu. Après une cure de trente-deux jours, l'état de notre intéressant malade fut des plus satisfaisants. J'ai revu M. de T... lors de mon passage à Toulouse, le 10 octobre, et j'ai eu la consolation de constater la persistance de cette guérison qui, espérons-le, sera consommée avec une autre cure à Ussat.

IIe OBS. — Mme B. P. de P. (Aude) se trouvait atteinte d'une affection utérine dont les principaux symptômes étaient : rétroversion de la matrice, hypertrophie du col, granulations du museau de tanche, leucorrhée abondante, le tout greffé sur une constitution faible, un tempérament nerveux avec complication d'une maladie organique des poumons depuis ses dernières couches. Mme B. P... était âgée de 30 ans et avait eu dans le temps des crachements de sang. D'après l'avis qui lui en avait été donné à la légère, cette dame, sous le prétexte qu'elle éprouvait des étourdissements, prend quelques bains en changeant journellement de numéro; en sorte qu'en moins de huit jours, elle en avait changé huit fois. La toux finit par se déclarer, les symptômes deviennent plus sérieux, l'hémoptysie se joint à la toux, et toujours, et quand même, on lui ordonne deux bains par jour. Effrayée enfin de sa situation, elle a recours à mes soins. Je suspens, sur-le-champ, la balnéation ; je procède à un examen local et, sur les signes fournis par l'auscultation, je conseille l'usage d'un sirop composé de lactucarium, baume de Tolu et opium, avec 25 centigr. de soufre doré d'antimoine; tisane de polygala, nourriture légère, bon vin.... En quelques jours Mme B. P... fut sur pied et quitta Ussat pour aller faire une cure de 21 jours au Vernet. De là, suivant mes conseils, elle revint à Ussat, en septembre, pour traiter son affection utérine. Le succès a été complet, la poitrine est dans un parfait état. Ainsi, après vingt jours de douches alternées avec des bains de siége, le tout combiné avec un traitement médico-chirurgical s'adressant à l'état organique de la matrice, Mme B. P... repartit en bonne santé et avec l'espoir d'une guérison radicale.

IIIe OBS. — M. de M..., avocat du barreau de Toulouse, âgé de 26 ans, accompagnait madame son épouse à Ussat. Il était atteint lui-même d'une maladie organique du cœur (hypertrophie de cet organe, insuffisance des valvules, bruit de souffle et de râpe, spasmes des ventricules, étouffements et dyspnée). Or, *voulant profiter de l'occasion*, il ne trouva rien de mieux que de prendre des bains pour se calmer. D'abord il commença par les températures les plus élevées, et dès le deuxième bain il eut une syncope des plus intenses. Appelé auprès de ce digne malade, je crus prudent de conseiller la suspension, sinon la cessation des bains. Je ne les ai permis plus tard que comme distraction et à une température de 31° ou 32° centig. Ces bains furent pour M. de M..., sans inconvénient comme sans avantage.

Ce double phénomène de transport fluxionnaire vers la périphérie du corps et de surcroît d'activité interne vient de la secousse spéciale, en quelque sorte électrique qu'impriment les eaux d'Ussat (de 35 à 38°) aux fonctions de la vie organique par une sorte d'action et de réaction réflexe du système nerveux sensitif de la peau sur le système nerveux du grand sympathique, à l'aide du centre cérébro-rachidien servant d'intermédiaire entre ces deux systèmes qui jouent le rôle de conducteurs.

Le mouvement qui se fait vers la périphérie du corps se manifeste fréquemment : soit par une sorte d'éruption discrète à laquelle on donne vulgairement le nom de gale thermale (que caractérise à Ussat, chez les enfants et les femmes lymphatiques, l'apparition de petites phlyctènes érythématiques, accompagnées d'un léger fourmillement à la peau et d'un peu de céphalalgie) ; soit par une surexcitation du système nerveux, l'insomnie, l'inappétence, souvent même par la torpeur de l'estomac et la diarrhée provenant d'une coction incomplète des aliments ; soit enfin par une exacerbation dans les symptômes pathologiques ordinaires, surtout lorsqu'il existe une inflammation sub-aiguë des viscères abdominaux.

Les bains chauds à Ussat sont donc stimulants et déterminent vers la peau un travail éliminatoire, dépuratif en quelque sorte et résolutif. Ils exercent, en outre, quand on les associe à la boisson de l'eau minérale à 37° (buvette n° 1), une action lente, médiate et certaine sur les reins et la vessie, mais plus directe et plus immédiate sur le foie et la veine porte, soit par l'impression cutanée. soit par l'absorption interne des principes alcalins contenus dans les eaux bicarbonatées calciques de notre station.

D'après ce qui précède, il est aisé de voir que les bains chauds à Ussat sont d'une grande efficacité, tant pour provoquer un mouvement éliminatoire vers la périphérie du corps, que pour faciliter la résolution d'un engorgement ou d'une phlegmasie chronique des viscères abdominaux et, en première ligne, du mésentère, de la rate, du foie, ainsi que de tous les organes annexes de la veine porte. Ces bains ont encore une action réflexe sur les affections des reins, de la vessie et de la prostate ; ils sont enfin employés avec succès contre certains états organiques de l'utérus et notamment contre les hyperthophies du col utérin, soit chez les femmes qui touchent à l'époque de la ménopause, soit chez les jeunes personnes ou chez les femmes atteintes d'aménorrhée et de dysménorrhée avec un engorgement presque constant du museau de tanche. Les tempéraments lymphatiques et bilieux supportent le plus facilement les bains chauds d'Ussat ; mais, en somme, les affections morbides qui éprouvent le plus de soulagement de cette balnéation sont : les rhumatismes nerveux, la goutte sciatique, les rhumatismes goutteux sans concrétions tophacées, l'atrophie musculaire, la paralysie locomotrice, les indurations et les engorgements du col utérin et des ganglions mésentériques, enfin les inflammations chroniques des viscères abdominaux.

Sont formellement *contre-indiqués* les bains de 35 à 38° centigrades dans les éruptions diathésiques ; dans la céphalée congestive, les inflammations chroniques des méninges, les congestions actives et passives des poumons, les affections organiques du cœur et des gros troncs vasculaires ; dans la phthisie, l'hémoptysie, les bronchites capillaires et catarrhales; dans les gastrites et gastro-entérites avec quelque élément d'acuité, la rénite, l'hépatite, la splénite et la péritonite franchement inflammatoires ; dans les hémorrhagies actives de la poitrine, de l'estomac, des reins, de la vessie et de la matrice ; dans les rhumatismes articulaires avec gonflement et inflammation des cartilages d'incrustation ; dans la goutte avec concrétions tophacées et liée à une diathèse humorale ; dans la scrofule héréditaire ; dans la pléthore et la dyscrasie sanguine.

Art. 2. — *Bains tièdes.* Le bain tiède de 33 à 35° centigrades occupe la deuxième série balnéaire de notre station et va du n° 12, au n° 30. C'est celui dont l'application est la plus simple, la plus inoffensive et la plus efficace, dans la généralité des cas, en ce sens que (du n° 12 au n° 20) les affections qui s'y traitent tiennent un peu des maladies qui sont du ressort de la première série, et que (du n° 20 au n° 30) on remarque spécialement un type presque identique aux maladies traitées dans la troisième série : celle des bains frais. Les effets physiologiques qui se produisent dans cette deuxième série sont d'un autre ordre que les précèdents ; ils sont moins saillants et plus naturels : aussi le bain tiède est-il en général mieux toléré ; c'est, en outre, celui qui peut être prolongé avec le plus d'avantage dans certaines maladies des viscères abdominaux, de l'utérus principalement. Après quelques minutes de ce bain, on constate d'ordinaire une détente universelle et une espèce de bien-être qui, par une sorte de sympathie, se propage du dehors au dedans : cela vient de ce que le bain tiède est celui qui se rapproche le plus de la température normale du sang. L'acide carbonique s'y dégage, en plus grande quantité que dans le bain chaud ; les éléments excrémentitiels ne sont pas éliminés en aussi grande quantité par l'exhalation ; l'absorption se fait plus normalement. Sous son influence, l'action nerveuse se régularise et s'équilibre, l'influx vital se répartit d'une façon plus uniforme dans toute l'économie, les phénomènes électro-dynamiques se produisent en parfaite liberté. La sédation commence bientôt après ces premiers signes ; les fonctions se font d'une manière plus régulière ; le sang (ce frein de la fibre nerveuse) semble doué d'une nouvelle vitalité ; sa circulation prend une activité naturelle chez les anémiques, tandis qu'elle rentre dans le calme ordinaire chez les personnes irritables ou en proie à une surexcitation anormale. Ce pouvoir sédatif du bain tiède, augmenté par la présence des principes minéralisateurs de nos sources thermales, favorise le travail réparateur qui s'opère en ce moment chez les sujets atteints d'une phlegmasie chronique des organes abdominaux de la vessie, du foie, de la rate, du mésentère et des intestins. A la suite de ce calme pathologique momentané, il s'opère une sorte de diffusion morbide et il arrive que, par voie d'exhalation cutanée ou de sécrétion anormale vers les organes sécréteurs (phénomène particulièrement dû à une action réflexe du grand sympathique, ou à une action de sédation hyposthénisante exercée par les eaux d'Ussat sur le système ganglionnaire), les mouvements congestifs qui se portaient sur la partie malade se dissipent. Puis, par une action continue ou souvent répétée de la puissance des eaux, l'élément morbide finit par s'évanouir ; la lésion organique diminue sous la recrudescence de l'activité vitale et, contrairement au bain chaud qui agit par secousses, le bain tiède amène la guérison, successivement, peu à peu, par une sorte de rétablissement de l'harmonie vitalo-organique.

Le bain tiède d'Ussat a une action spéciale sur les névropathies utérines et les névroses, en général, qui enrayent la marche des maladies organiques qu'elles compliquent. Mon savant confrère et ami, M. le professeur Courty, de Montpellier, m'écrivait, en juillet dernier à propos d'une dame de ses malades qu'il confiait à mes soins : « Les eaux d'Ussat auront raison de l'élément névropathique, » que la thérapeutique ordinaire ne peut atteindre, et, par ce moyen, » j'arriverai plus aisément à guérir la lésion organique. » Ces paroles, pleines de science et de bon sens pratique, sont l'expression d'une vérité à l'appui de laquelle je pourrais citer plus de cent cas de la même catégorie.

Ainsi que je l'ai déjà dit, le bain tiède est, en général, celui dont on peut le plus prolonger la durée, par la raison bien simple que sa température se rapproche de la température normale du sang, qui est de 33 à 35° centigrades. C'est là une opinion admise par tous les hydrologues. A ce sujet, M. Durand-Fardel s'exprime en ces termes : « Un bain de longue durée suppose une thermalité tempérée et égale ». Or à Ussat, mieux peut être que partout ailleurs, on trouve ces deux conditions de douce thermalité et d'uniformité incessante de température, unies à une troisième condition bien plus précieuse encore : celle de pouvoir administrer entre 33 et 35° une série de 18 à 20 bains, n'ayant entre eux que 1/9 de dégré de différence et capables, par conséquent, de satisfaire à toutes les exigences si variées du traitement hydro-thermal. Aux paroles de M. Durand-Fardel dont le nom fait autorité en science hydrologique, nous pourrions joindre celles d'un grand nombre d'autres auteurs, qui viennent toutes à l'appui de notre sentiment : qu'il nous suffise de citer ici MM. Kuhn, Longet, Seguin, Turck et Dill, unanimes à admettre que, « lorsque l'eau minérale est à la température du sang, il y a tolérance et il s'établit un double courant (*électrique*) d'absorption et d'exhalation continuelles, qui constitue une sorte de fonction naturelle ramenant l'équilibre dans le jeu des humeurs : condition qui permet l'immersion prolongée du corps dans l'eau thermale. » En effet, à Ussat où nous avons prohibé autant que nous l'avons pu la double balnéation comme nuisible, non-seulement nous avons autorisé nos malades à prendre deux bains tièdes par jour, en des cas exceptionnels, mais nous avons ordonné avec le plus grand succès des bains tièdes prolongés (de 33 à 35°) qui ont varié entre deux et trois heures. A ces conditions, les résultats sont plus immédiats et plus sûrs dans le traitement des névroses générales (chorée, chlorose avec ou sans anémie, cachexie nerveuse), des phlegmasies chroniques abdominales, et principalement des métrites, des vaginites et des indurations du col utérin.

Dans les bains tempérés de nos eaux thermo-minérales, la poussée, loin d'être brusque et fatigante, est douce, modérée, souvent même sans éruption ; il y a une faible excitation vers la peau, avec l'apparition de rares phlyctènes érythématoïdes. On remarque parfois un étourdissement passager après le bain, sans céphalalgie réelle, un peu de dyspepsie sans anorexie ni embarras gastrique. L'exhalation est facile et alterne avec une abondante sécrétion urinaire; il survient, après quelques jours de traitement, un calme parfait dans ces symptômes; une sédation lente mais progressive se manifeste; les organes internes éprouvent un allégement réel; l'éréthisme nerveux fait place à l'harmonie vitale la plus parfaite ; l'équilibre fonctionnel se rétablit; l'activité vasculaire reprend son cours naturel. Le résultat médiat et final de cette balnéation tempérée c'est que les engorgements internes, les hypertrophies organiques et les phlegmasies chroniques tendent, d'une manière graduelle et constante, vers leur entière résolution.

D'après cette énumération détaillée des phénomènes physiologiques et pathogéniques qui se manifestent dans le cours d'un traitement hydro-minéral (à Ussat) par les bains tièdes, il est aisé d'établir les indications thérapeutiques qui conviennent à ce mode de curation thermale, soit seul, soit associé avec la boisson de l'eau minérale et avec l'emploi des douches habilement appliquées, soit combiné avec un traitement médico-chirurgical.

Les affections traitées à Ussat par les bains tièdes sont donc : 1° le spasme de la peau, les éruptions érythémateuses sans diathèses, la couperose et la mentagre (acné de la face) symptomatiques d'un trouble des fonctions menstruelles chez la femme et d'un excès alcoolique chez l'homme, etc., l'herpès phlycténoïde et bénin, les démangeaisons du système dermoïde, les sueurs abondantes et idiopathiques, les vices de sécrétion cutanée provenant d'une trop grande viscosité des humeurs ; 2° la migraine sympathique d'une affection gastro-abdominale ou sous l'influence d'une diathèse rhumatismale ; 3° le pyrosis spasmodique, la cardialgie, la gastralgie et la gastro-entéralgie, les vomissements nerveux et incoercibles, le hoquet ; 4° la toux spasmodique l'asthme sec et convulsif, les palpitations, les suffocations et les syncopes liées à une névrose ou névropathie de l'organe central de la circulation ; 5° les névroses et névropathies générales et locales, les névralgies sans diathèse étiologique, les affections mésentériques, les vices de sécrétion biliaire et pancréatique, l'hypochondrie, la chorée, les vésanies symptomatiques et la lypémanie hystérique, les spasmes chroniques, les convulsions des membres ou de n'importe quelle partie du corps et certaines espèces épileptiformes non congéniales ; 6° les phlegmasies intestinales chroniques, les phlegmasies chroniques des reins, de la vessie et de l'utérus qui ont une prédilection pour cette sorte de curation hydrothermale. (J'ai vu, en effet, des hypertrophies utérines, des prolapsus de l'utérus, des ulcérations et des granulations du col de la matrice accompagnés de leucorrhée et de symptômes névropathiques très-complexes, être en voie de guérison complète où s'amender d'une manière vraiment surprenante en quarante jours de cure minérale, combinée parfois, il est vrai, avec un traitement médico-chirurgical. Je citerai en son lieu des exemples frappants des guérisons de ce genre). Sont enfin traitées avec avantage par les bains tièdes, les affections diverses de la veine porte, les flux hémorrhoïdaires, les vices fonctionnels du foie, le diabète, les vices de chylification et les coliques néphrétiques, la colique nerveuse et toutes les maladies ou incommodités qui dépendent d'une hypéresthésie du système nerveux ganglionnaire et spécialement des plexus solaire, hépatique, splénique, rénal, lombaire, mésentérique, hypogastrique et sacré : plexus dont les innombrables ramifications vont porter la vie et la sensibilité dans les organes qui président à la digestion, à la chylification, aux sécrétions et aux fonctions génito-urinaires.

Sont *contre-indiquées*, pour l'usage des bains tièdes à Ussat, les maladies (à un degré moindre néanmoins), dont nous avons fait l'énumération en parlant des bains chauds. Sont également contre-indiquées les adénites constitutionnelles, la scrofule héréditaire et profonde, les tumeurs froides, l'acné ou dartre pustuleuse (Alibert et Rayer) de la figure et du tronc, ainsi que toutes les affections de la peau liées essentiellement à une diathèse accusant une nature dartreuse herpétique, teigneuse, psorique et syphilitique : affections qui trouvent à Ax, à Luchon et surtout à Aulus une médication hydro-minérale efficace et sûre. Doivent enfin éviter la balnéation tiède, à Ussat, toutes les personnes atteintes de certaines maladies portant le caractère diathésique, c'est-à-dire ayant, par voie héréditaire ou ancienne, imprégné l'organisme d'un vice latent et constitutionnel inconnu : telles que la chorée et l'épilepsie héréditaires, la catalepsie et toutes les formes lypémaniaques liées à une lésion du cerveau, de la moelle épinière ou du grand sympathique.

ART. 3. — *Bains frais.* — Dans la charmante et ombreuse vallée d'Ussat, la température ambiante s'élève rarement au-dessus de 28° centigrades durant les plus fortes chaleurs caniculaires, du moins dans la partie qui constitue la rive droite de l'Ariége, où se trouvent nos sources thermo-minérales. Aussi, cette douce température invite-t-elle naturellement à une balnéation rafraîchissante les personnes qui, douées d'un tempérament nerveux ou d'une constitution pléthorique, sous l'empire d'une profonde agitation nerveuse, d'un trouble cérébral ou d'une congestion imminente vers les organes les plus importants de la vie, sont avides de fraîcheur pour porter le calme et l'harmonie dans leur économie corporelle. Je ne saurais passer outre, néanmoins, sans blâmer sérieusement cette espèce d'acharnement, de mode, de vogue immodérée qui pousse (sans autre motif que la satisfaction d'un caprice) presque tous les baigneurs vers les bains frais, très-agréables d'ailleurs, mais impropres à bien des maladies que ne peut qu'aggraver l'usage abusif de cette balnéation.

Ici, comme pour les bains chauds, il faut que la science et la raison guident la cure; car beaucoup de personnes, abusant de *leur droit légal d'user librement des eaux minérales sans l'autorisation du médecin*, ou bien s'appuyant sur une observation empirique et fallacieuse, ne trouvent que mécontentement et décevante illusion, alors qu'elles venaient demander aux eaux soulagement et guérison.

Le bain frais, à Ussat, comprend les quatorze derniers numéros des quarante-quatre cabines de notre établissement balnéaire. Là sont les eaux les plus délicates peut-être et les plus difficiles à mettre utilement en jeu (non comme moyen d'agrément ou simple système rafraîchissant, mais bien comme agent thérapeutique efficace dans certaines maladies spéciales (du système nerveux). Au fur et à mesure que l'eau minérale perd de sa thermalité en parcourant la galerie baigneuse du S.-E. au N.-E., il se produit un dégagement plus grand de l'acide carbonique en excès, et, en vertu de cette nouvelle condition, il se manifeste une plus grande quantité de matière organique. Celle-ci apparait sous forme de flocons légers et gélatineux ; c'est une sorte de véridine ou de barégine commune à presque toutes les eaux des Pyrénées, mais ne contenant pas de sulfuraire. Cette matière, en se répandant ainsi entre les interstices de l'eau minérale, la rend très-onctueuse et lui donne des propriétés nouvelles, à l'instar des eaux silicatées qui acquièrent une plus grande onctuosité par le refroidissement.

La durée du bain frais de 30° à 33° centigrades est de quarante à quarante-cinq minutes ; il vaudrait même mieux le borner à trente minutes que de le prolonger davantage à cause du mouvement congestif qui se manifeste à l'intérieur du corps. Le bain frais agit spécialement sur les centres nerveux. Prolonger son action serait donc porter le trouble dans les fonctions organiques. En général, on doit suspendre le bain lorsqu'il se déclare un sentiment d'horripilation à la surface cutanée et que la peau cesse d'absorber par suite du mouvement spasmodique de l'épiderme qui devient chair de poule. Dans le bain frais, il s'opère un phénomène inverse à celui du bain chaud : il y a d'abord calme à la surface cutanée qui absorbe lentement, mais copieusement ; pas d'exhalation ; concentration des mouvements fluxionnaires vers l'intérieur ; action complexe vers les cavités splanchniques ; puis, surcroît d'activité dans les fonctions de la vie organique par action réflexe et surexcitante des nerfs sensitifs sur l'appareil ganglionnaire (par l'intermédiaire du système nerveux encéphalo-rachidien) ; augmentation de l'activité nerveuse et sédation des éréthismes ou états spasmodiques ; reconstitution des forces ; diurèse très-abondante ; vie interne plus énergique, etc. Après le bain, il se manifeste toujours une réaction d'autant plus vive et plus intense que le bain a été plus froid et moins prolongé.

On emploie avec le plus grand succès les bains de 30 à 33° dans les affections nerveuses et viscérales où il n'existe pas de lésion organique : telles que les névroses des sens ; certaines affections des grands centres nerveux, telles que la chorée, l'épilepsie, l'hystéricie, la lypémanie hystérique et la syncope ; les tremblements nerveux des vieillards et des ivrognes, le *delirium-tremens*, les spasmes et les convulsions ; l'amaurose par lésion directe du système nerveux et n'étant pas sous la dépendance d'une diathèse syphilitique ou autre ; les troubles nerveux survenus à la suite d'excès vénériens (coït, onanisme) ou de pertes séminales involontaires, etc. ; l'orgasme érotique, simplement mécanique des parties génitales externes (priapisme, satyriasis, nymphomanie, etc.). Les bains frais d'Ussat, associés à un traitement hydrothérapique complet (comprenant les douches écossaises, les douches en spire et les douches verticales ou horizontales à un seul jet très-fort), sont particulièrement indiqués dans les affections où il existe une atonie générale par suite d'un état hyposthénique des centres nerveux, et quelquefois même d'hypéresthésie symptomatique. Ainsi, dans la chlorose et dans la chloro-anémie chlorotique, dans l'anémie elle-même par diminution de l'influx nerveux, ce mode de traitement est un véritable triomphe, surtout lorsqu'on le combine sagement avec un régime tonique, avec l'usage de l'eau ferrugineuse de Sainte-Quitterie ou de Saurat, avec un exercice modéré et régulier, au grand air de nos montagnes et en plein soleil. Nous avons vu aussi des affections nerveuses provenant d'une lésion de la moelle épinière subir un amendement notable par une semblable cure. C'est encore de ce genre de médication thermo-minérale qu'usent avec fruit les personnes affaiblies, soit par des travaux de cabinet, soit par des veilles prolongées, soit par des chagrins, par les passions et les souffrances morales ; ainsi que les malades atteints d'un état spasmodique du pharynx et du larynx, de l'œsophage, du cardia et de l'estomac, du rectum, de la vessie et de l'urèthre. Ont enfin recours avec succès à ce traitement hydro-minéral, à Ussat, les femmes qui, par suite d'un éréthisme nerveux, exagéré des organes de la génération au moment du coït, sont vouées à une stérilité disparaissant avec cet état anormal. En ce dernier cas, la cure est délicate et difficile : le médecin seul peut la diriger avec profit. Les bains froids sont, en effet, préjudiciables à certaines affections de matrice, liées à un tempérament lymphatique ou scrofuleux : témoin, une de nos malades, Mme S. (de l'A.) qui eut un abcès de la vulve et une perte énorme après l'usage intempestif des bains froids aux nos 42 et 44.

Sont spécialement *contre-indiquées* pour les bains frais d'Ussat : 1o toutes les affections catarrhales, rhumatismales et goutteuses; 2o la scrofule, le rachitisme, la cachexie humorale ou cacochimie, toutes les diathèses psorique, herpétique et syphilitique; 3o la phthisie, l'hémoptysie, etc.; 4° les maladies organiques du cœur, la carie vertébrale et autres; 5° les inflammations des méninges, les phlegmasies viscérales avec lésion organique, etc., etc.

Art. 4. — Jusqu'à ce jour, on a peu employé nos eaux bicarbonatées-calcaires en douches et en boisson. Mais, les progrès de l'hydrothérapie sont si considérables et les conditions exceptionnelles dans lesquelles se trouve Ussat sont si avantageuses, que nous ne saurions à l'avenir ne pas regarder ces deux moyens de curation, non-seulement comme complémentaires, mais encore comme faisant partie intégrante d'une cure hydro-minérale dans cette station.

Voici donc, en quelques mots, quelles sont les indications pathologiques qui doivent motiver l'administration des eaux minérales d'Ussat en boisson et en douches.

1o *Boisson.* — Les eaux d'Ussat prises en boisson exercent une action immédiate sur les organes digestifs (l'estomac et tout l'appareil intestinal); elles ont une influence médiate sur la veine porte et ses annexes (le mésentère, le foie, le pancréas et la rate), soit par les principes alcalins qu'elles contiennent, soit par leur effet direct sur le grand sympathique qui préside à tous les actes de la vie organique. Ces eaux, en boisson, agissent par conséquent d'une manière certaine et énergique sur la chylification, la sanguification et les sécrétions. Elles surexcitent les ganglions mésentériques par leurs molécules séléniteuses et calciques, et en déterminent la résolution, en cas d'induration ou d'engorgement tophacé. Elles calment et guérissent même en peu de temps les crampes d'estomac et les douleurs névralgiques de cet organe; elles arrêtent les acidités stomacales et les vomissements nerveux; elles favorisent la digestion chez bien des personnes qui ne peuvent supporter ni les eaux crues de l'Ariége, ni l'eau de Seltz, ni celle de Vichy. Ces eaux, enfin, sont diurétiques et facilitent les selles; elles amendent les diarrhées chroniques, guérissent le ténesme, la dyssenterie, et modifient d'une manière spéciale l'affection hémorrhoïdaire, alors que celle-ci est liée à une maladie de la veine porte.

Administrées en boisson, les eaux thermo-minérales d'Ussat sont absorbées par les vaisseaux chylifères. Elles subissent alors une véritable assimilation et, par leurs éléments minéraux soumis dans le corps à une transformation nouvelle, réagissent (en vertu des phénomènes électro-dynamiques qu'elles provoquent, tant sur le système nerveux que sur le principe vital manifestant ses impressions par les modifications qui surviennent dans les organes et dans les fonctions.

Il y a à l'établissement d'Ussat deux buvettes que nous désignons par les numéros 1 et 2. La première est placée à l'extrémité S.-E. de la longue série des quarante-quatre cabinets que longe un péristyle élégant et spacieux; la seconde est située en face de la première, à l'extrémité N.-E. du péristyle à côté du cabinet n° 44. — Ces deux buvettes donnent une eau minérale qui varie de température et de propriétés thérapeutiques. L'eau minérale fournie par la première buvette a une température constante de 36 degrés, tandis que l'eau de la deuxième buvette n'a que 24 ou 25 degrés. L'eau du n° 1 est plus calmante et plus émolliente ; elle est même légèrement purgative à la dose de deux ou trois verres. Celle du n° 2, plus agréable à boire par sa douce fraîcheur, est plutôt tonique qu'émolliente; elle est, en outre, apéritive et désobstruante à haute dose.

L'eau d'Ussat agit principalement par son carbonate de chaux. Ce principe minéralisateur (ainsi que l'ont prouvé MM. Boussingault et Dupasquier) stimule avantageusement l'organisme à l'aide de l'acide carbonique qui se dégage par la décomposition de ce sel dans l'estomac. Cette eau agit aussi par ses sels de magnésie, de potasse et de soude, qui sont un adjuvant excellent dans la constipation et les embarras gastriques.

En résumé, les eaux d'Ussat en boisson ont une influence salutaire sur les acidités de l'estomac, les crampes et le spasme de cet organe, les vomissements, la gastralgie, la gastro-entérite, l'hypochondrie flatulente, la migraine et les vapeurs hystériques. Elles agissent sur les affections de la veine porte, l'hépatite, l'ictère, le catarrhe vésical, le spasme de la vessie et la diathèse urique. Enfin, par voie réflexe, elles régularisent les fonctions digestives, la chylification et les fonctions cataméniales, en calmant l'éréthisme nerveux général.

2o—*Douches.*—Employées en douches, les eaux minérales d'Ussat produisent des effets physiologiques et thérapeutiques qui varient suivant la forme de la douche, sa température et la force de la chute de l'eau. Ces variations, dans l'application, dépendent à leur tour des indications diverses fournies par la différence de l'état pathologique et de la situation anatomique des régions soumises à ce traitement hydrothérapique. C'est ainsi que tour à tour nous avons administré (à température variée) les grandes douches à colonne unique et à jet fort dans les maladies de la moelle épinière; nous avons soumis une infinité de malades aux douches vaginales, utérines (1), prostatiques, anales, rectales et hypogastriques avec un plein succès dans une masse d'affections diverses qui exigeaient cette méthode thérapeutique hydro-minérale. La douche écossaise nous a fourni également un puissant moyen curateur dans la chlorose, l'anémie, dans certaines maladies de la peau et principalement dans les névropathies accidentelles ou essentielles qui accompagnent les affections organiques des organes génito-urinaires. C'est avec la plus grande

(1) Pour satisfaire aux innombrables réclamations des malades atteints d'affections utérines et aux pressants besoins de la station thermale d'Ussat, je suis parvenu, après bien des recherches, à imaginer un appareil appelé à devenir d'une immense utilité pour l'application des douches et des injections médicamenteuses dans la région utéro-vaginale. Il importait, à cet effet, de remplir une triple indication, vainement cherchée jusqu'à ce jour, savoir : 1° éviter la compression des membranes muqueuses vaginales qui arrêtent le jet irrigateur et empêchent l'effectuation de la douche et des injections médicamenteuses; 2° ménager au liquide injecté ou à l'eau minérale un échappement suffisant au moins égal, sinon supérieur, au jet ascendant qui suit et qui ne peut, sans cette condition expresse, parvenir à produire l'effet voulu; 3° imaginer un appareil qui, par sa simplicité et ses avantages réels, pût permettre aux dames d'en faire elles-mêmes une application facile et immédiate, aux eaux, en voyage ou chez elles, et qui les dispensât, en bien des cas, de l'intervention directe du médecin.

Nous avons résolu ce triple problème, et déjà nous avons retiré les plus heureux fruits de notre *Appareil irrigateur vagino-utérin à jets filiformes,* que M. Capron a fabriqué avec la plus délicate intelligence. Nous y avons joint deux sous-cuisses et une ceinture pour les cas où les dames voudront seules, sans aucun aide et sans d'autre accessoire qu'une chaise percée et un appareil Éguisier, prendre une douche ou une injection médicamenteuse. (*Voyez,* à la fin, *la planche explicative.*)

satisfaction enfin que nous avons combiné le système des douches avec le système balnéaire, à distance, ou immédiatement l'un après l'autre. En ce cas, comme presque toujours, ce sont les maladies utérines qui se sont le mieux trouvées de cette cure hydrothérapique combinée.

Art. 5. — *Pulvérisation.* — Un fait saillant et qui n'avait jamais été observé à Ussat, c'est le succès que nous avons personnellement obtenu par le procédé pulvérisateur. A l'aide des instruments imaginés par MM. Sales-Girons et Luër (dans 1 cas d'otite chronique, avec bourdonnements; dans 2 cas d'aphonie et de spasme du larynx; dans 1 cas de spasme du col de la vessie; dans 10 cas enfin de métrite accompagnée de douleurs profondes de l'utérus, de ballonnement de l'hypogastre et de leucorrhée sanieuse), nous sommes arrivé à une guérison prompte et sûre. Assurément, l'avenir nous prépare des succès bien plus éclatants encore!

Art. 6. — *Vertu élective et électro-dynamique des eaux d'Ussat.* — Il nous reste, avant d'arriver à l'étude clinique et expérimentale des eaux d'Ussat, à jeter un coup d'œil sur deux faits passés sous silence jusqu'à nous. Nous voulons parler de l'action élective et électro-dynamique des eaux d'Ussat et des avantages qu'on peut retirer d'une cure hydro-minérale, soit en l'accompagnant d'un traitement médico-chirurgical, soit en faisant précéder ou suivre la cure d'Ussat par une autre cure hydro-minérale dans une station thermale différente ou aux bains de mer. C'est là une question des plus importantes et sur laquelle nous allons exposer notre sentiment.

§ 1. — L'analyse chimique nous a dévoilé (d'après les indications fournies par l'honorable M. Filhol) dans nos eaux minérales, la présence de divers sels ou composés chimiques et d'une matière organique, végéto-animale, de nature indéterminée. Mais il ne faudrait pas croire que, dans leur intime et naturelle combinaison, ces substances se trouvent au sein de la terre associées exactement de la même manière que l'indique l'analyse de l'éminent professeur de Toulouse. Non! la nature à ses secrets; le savant ne les dévoile que par parcelles. — *Natura miraculis plena.* — Si, par exemple, il prenait l'envie au chimiste de soumettre le corps humain à une analyse minutieuse, il y trouverait une infinité de corps simples (oxygène, carbone, hydrogène, azote, soufre, fer, phosphore, arsenic, que sais-je)? une série de sels et de composés chimiques (carbonate de fer, eau, phosphate de chaux, sulfate d'arsenic, etc.); de la matière organique surtout, albumine, gélatine, osmazôme. Il y découvrirait enfin des sucs, des acides de nouvelle nature et des gaz qui se rencontrent bien souvent ailleurs; mais, pour si habiles que fussent ses opérations, pour si exacts et si méthodiques qu'apparaissent ses procédés, tout son pouvoir se bornera à constater une seule et unique chose, la *présence* des corps simples, des sels, des gaz et des liquides qui constituent le corps humain... Peut-il jamais prétendre à reconstituer la moindre molécule corporelle, à reconstruire une cellule, une fibre, un vaisseau, un nerf, un organe, et nous indiquer enfin la naure de la puissance vitale, ou simple dynamisme qui préside à la formation, au développement de l'être?... Que peut-il nous dire sur la pensée, cette étincelle divine que quelques imaginations malades ont voulu regarder comme une sécrétion cérébrale?... La science chimique restera toujours muette en face de ces problèmes, malgré la finesse de ses procédés et la profonde habileté des expérimentateurs modernes!...

Ces paroles s'appliquent également aux eaux minérales; car si l'hydrologie est parvenue à découvrir les éléments principaux qui les constituent et la quantité précise de gaz en excès et de matière organique qu'elles possèdent, — tout en acceptant comme vrais et justes la méthode et les résultats, — nous devons encore reconnaître à ces eaux une propriété, une condition essentielle de leur virtualité qui ne saurait être mise sur le compte des éléments minéralisateurs, tels que la chimie nous les représente : je veux parler d'une sorte d'électricité que je nommerai *dynamique*, parce qu'elle ne saurait être assimilée purement et simplement à l'électricité apparente ou latente contenue dans tous les corps de la nature. Les eaux minérales (pensons-nous depuis 1847) doivent leurs vertus à une puissance latente, mais réelle, qu'elles ont acquises, avec leur thermalité, par leur frottement incessant au fond des entrailles de la terre avec les roches et les terrains divers à travers lesquels elles filtrent dans leurs parcours jusqu'au point d'émergence. Cette théorie est du reste la plus vraisemblable et la plus propre à expliquer la caloricité et la puissance électrique des eaux thermales. Les milieux de fer, soufre, arsenic, chaux, potassium, chlore, brome, soude, or, argent, etc., au sein desquels ces eaux passent, leur servent d'électrophore naturel : ce sont, pour les eaux minérales, les éléments d'une pile qui, en leur imprimant une thermalité identique dans le genre, et infiniment variée dans l'espèce, leur transmettent aussi une virtualité spéciale que je désigne sous le nom d'*électro-dynamisme.*

De là, cette double propriété *élective* et *dynamique* que possèdent, à des degrés différents, toutes les eaux thermales. L'action élective est due à la présence nominative (démontrée par la science) des principes minéralisateurs et organiques ; l'action dynamique n'est due, elle, qu'à l'existence d'un principe électro-dynamique qui échappe à toute investigation du chimiste, qui ne manifeste sa puissance qu'au contact de l'organisme vivant, et que le médecin, profond observateur, peut seul constater par l'analyse clinique basée sur des faits scientifiquement contrôlés.

§ 2. — Vincent Duval et Patissier ont parlé de la vertu élective des eaux minérales ; mais ce n'est guère que vers ces derniers temps que la question de leur vertu électrique a été mise sur le tapis par le savant professeur M. Scoutetten, qui l'a tirée complétement de l'oubli dans une publication *ex professo* sur la matière. Espérons que, après les récents travaux de mon honorable confrère M. Lambron, inspecteur de Luchon, et les discussions soulevées à ce propos au sein de la Société d'hydrologie, cette idée, encore en germe, viendra jeter un nouveau jour sur la thérapeutique hydro-minérale et imprimer une nouvelle impulsion à l'hydrologie médicale.

Les eaux d'Ussat exercent donc, à l'instar de toutes les eaux minérales, une triple action sur l'organisme. Elles se comportent : 1° comme *eau simple* en vertu de leur nature physique et de leur température naturelle ou artificielle ; 2° comme eau composée d'*éléments minéralisateurs* qui, en vertu d'une faculté spéciale et propre, agissent d'une manière *élective* sur tel ou tel tissu, telle ou telle fibre, tel ou tel organe, telle ou telle fonction ; 3° enfin, comme *agent électro-dynamique* ayant la puissance de provoquer *sur* et *dans* l'économie animale des modifications, des changements, des perturbations salutaires ou fâcheuses qui se manifestent à l'aide d'une sorte de mouvement réflexe, de secousse nerveuse, intermédiaire obligé entre la vertu électro-dynamique des eaux et les conditions de vitalité organique et de réceptivité du dynamisme humain

Voilà ce que nous avons cru devoir exposer, dans l'état actuel de la science hydrologique, qui n'a pas dit son dernier mot sur cette importante question encore dans ses langes.

ART. 7. — *Traitement mixte ou combiné des eaux d'Ussat.*

Il nous reste, pour terminer ce chapitre, à dire un mot sur les avantages qu'on peut retirer de l'emploi mixte des eaux d'Ussat combinées, soit avec un traitement médico-chirurgical, soit avec une cure antérieure ou postérieure, suivie dans une autre station minérale ou aux bains de mer.

Toutes les fois que, à une lésion organique quelconque des voies digestives et de l'utérus, est liée une névrose générale ou une névropathie accidentelle, les eaux d'Ussat sont d'une efficacité sans pareille, en ce sens que, l'éréthisme organique et l'état spasmodique une fois calmés, la thérapeutique a plus facilement raison de l'altération de l'organe malade. En divers cas, assez nombreux d'ailleurs, si on associe aux bains l'usage de l'eau minérale en boisson et en douches (sous toutes leurs formes), on obtient des résultats d'une grande ressource pour les affections nerveuses en général, les névralgies, les rhumatismes nerveux, la métrorrhagie, l'aménorrhée, la dysménorrhée, la chlorose, la chloro-anémie, l'hypochondrie, les affections de la veine-porte, l'hystérisme ou hystéricie, la lypémanie, la chorée, les spasmes cloniques, les tremblements nerveux, les engorgements utérins, les ulcérations et les granulations de cet organe, l'hystéroptose, la leucorrhée, l'atonie et l'atrophie musculaires, l'asthénie, les palpitations, etc. (1).

Lorsqu'un malade, du sexe féminin surtout, d'une constitution lymphatique ou d'un tempérament scrofuleux se trouve atteint d'une affection nerveuse ou organique (de l'utérus particulièrement), il importe, soit de faire précéder l'usage des eaux d'Ussat d'une cure au Vernet, à Amélie-les-Bains, à Saint-Sauveur ou aux eaux Bonnes (quand il y a coexistence d'une affection pulmonaire), soit de faire suivre la cure d'Ussat d'une cure définitive à Ax, à Luchon, à Aulus (quand il existe une affection diathésique de la

(1) Les eaux ferrugineuses de Sainte-Quitterie et de Saurat, les eaux acidulées gazeuses de Vichy, Vals, Andabre et Condillac sont avantageusement associées au traitement, si on les prend en boisson, mélangées avec un vin généreux.

peau, un rhumatisme articulaire), ou aux bains de mer (s'il y a un état cachectique, lymphatique, scrofuleux ou asthénique).

En outre, dans un grand nombre de maladies, principalement dans les affections utérines, le médecin doit intervenir en accompagnant le traitement hydro-minéral de visites et de pansements fréquents, afin de faciliter l'action des eaux qui, souvent, ne calment et ne guérissent les symptômes névropathiques qu'en marchant de pair avec le traitement médico-chirurgical dont les ressources sont si grandes. Nous citerons en deuxième ligne comme puissants auxiliaires, à Ussat, — en dehors de la médicamentation usuelle, — la galvano-thérapie et la gymnastique. Nous signalerons enfin comme complément hydrothérapique dans certaines affections du larynx, des poumons, de l'utérus, du vagin, des yeux, des oreilles et de la vessie, l'emploi de l'eau minérale pulvérisée, soit à l'aide de l'appareil nouvellement imaginé par notre confrère Sales-Girons, soit à l'aide du pulvérisateur Lüer, soit au moyen de mon irrigateur vagino-utérin, que j'ai employés avec succès et facilité dans diverses affections de ce genre.

CHAPITRE II.

Vertus thérapeutiques des eaux d'Ussat-les-Bains. — Classification des maladies curables à cette station thermale. — Indications et contre-indications. — Observations cliniques. — Emploi des eaux d'Ussat contre les affections de la veine-porte et contre certaines maladies réputées mentales.

ART. 1er. — VERTUS THÉRAPEUTIQUES DES EAUX D'USSAT-LES-[illegible] — On a dit et répété souvent : « Les eaux d'Ussat sont *hyposthénisantes, hemostatiques* et *toni-sédatives.* » Confondant même [illegible] physiologique et les effets médicateurs des eaux avec [illegible]es pathogéniques et les signes pathognomoniques de la [illegible]ant uniquement pour base les indices de surexcitation [illegible] mouvements fluxionnaires soit vers la peau (dans [illegible]tures), soit vers les viscères abdominaux et thora[illegible]ses températures), on a cru reconnaître aux [illegible]priété hypersthénisante (surexcitante). Mais [illegible] d'observation expérimentale, que nous ne saurions laisser passer dans l'intérêt de cette station thermale et de ses nombreux malades.

En thèse générale, à Ussat, quelle que soit la température des eaux, il ne se manifestera jamais des symptômes de véritable hypéresthésie, et toute surexcitation apparente ou réelle ne sera qu'un phénomène physiologique ou pathologique passager, indiquant toujours un effet curateur, inhérent à l'action électro-dynamique du traitement hydro-minéral. De tels symptômes s'observent principalement dans les cas de phlegmasies chroniques des viscères abdominaux et de catarrhe utérin ou vésical. Lorsque, dans un cas de phthisie méconnue ou de propension à l'hémoptysie, il y a manifestation de symptômes aggravants, non-seulement d'hypéresthésie, mais encore de véritable irritation générale ou locale, c'est qu'il y a une formelle contre-indication dans l'emploi de nos eaux et qu'il faut en cesser ou en suspendre l'usage. Cela ne peut donc point s'appeler une propriété ; c'est le résultat d'une fâcheuse erreur de diagnostic. Le remède le plus inoffensif ne devient-il pas très-dangereux par le mauvais usage ou l'emploi intempestif qu'en peuvent faire l'ignare et l'empirique :

Joignant les appréciations pratiques de mes prédécesseurs à mes appréciations personnelles, je résume en ces termes les vertus médicinales et thérapeutiques des eaux d'Ussat :

« Les eaux bicarbonatées calciques et sulfatées salines d'Ussat
» exercent sur l'économie corporelle une action complexe s'adres-
» sant à plusieurs classes de maladies distinctes, et vis-à-vis des-
» quelles elles jouent le rôle d'antispasmodiques, de sédatives,
» d'hyposthénisantes, de toniques (légèrement stimulantes et re-
» constituantes), d'antiphlogistiques et de résolutives, d'hémos-
» tatiques et d'emménagogues, d'analeptiques et de digestives. Elles
» possèdent enfin, comme vertu spéciale, une puissance élective
» et électro-dynamique très-efficace : 1° contre les affections ner-
» veuses, notamment du grand sympathique ; 2° contre les [illegible]
» pathies hystériques, avec ou sans lésion des organes génito-uri-
» naires ; 3° contre une classe particulière de maladies mises
» dans la catégorie des affections mentales ; 4° contre les altérations
» vitales et organiques du système veineux abdominal ou de la vei-
» ne-porte, qui a une si grande influence sur toute la vie organique
» et sur le moral de l'homme. »

A côté de ces *indications* générales moins incomplètes que celles déjà données, doivent figurer les *contre-indications* (1), c'est-à-dire les cas pathologiques dont le diagnostic est antipathique à un traitement hydro-minéral dans notre station. Ainsi, d'une manière générale, ne doivent et ne peuvent figurer dans le cadre nosologique d'Ussat-les-Bains les affections diathésiques (syphilis, gale, dartre, teigne et lèpre), le rhumatisme articulaire avec gonflement des parties et altération des cartilages d'incrustation, les tumeurs froides, la scrofule aux deuxième et troisième degrés, le rachitisme, le mal de Pott, la carie osseuse, les maladies organiques (et non simplement spasmodiques) du cœur, les obstacles mécaniques obstruant la circulation avec diffusion séreuse, l'hydropisie liée à une altération organique du mésentère ou du péritoine, l'anasarque, l'œdème, la cachexie dyscrasique, les adénites scrofuleuses, les empâtements du tissu cellulaire, l'hypertrophie des glandes et bien d'autres états pathologiques que le temps et une sage observation, appuyée sur l'expérimentation raisonnée des faits cliniques, nous dévoileront peu à peu.

ART. 2. — CLASSIFICATION DES MALADIES CURABLES A USSAT.— La recherche de la vérité étant l'âme de toute science expérimentale, l'hydrologie médicale ne saurait suivre une marche assurée, si elle n'était guidée par un esprit méthodique complètement à l'abri des questions, parfois coupables, d'intérêt personnel ou local. Le médecin-inspecteur, après l'accomplissement de ces fonctions officielles, doit donc mettre de côté toute considération n'ayant point pour but avéré la santé publique ou l'avenir thérapeutique de la station thermale à la tête de laquelle il a été placé. Donner une saine, véridique et exacte appréciation des faits, voilà sa mission. Ce sont là des principes dont nous tâcherons de ne pas nous départir dans l'exposé nosographique que nous allons faire.

(1) Afin d'éviter le reproche sérieux adressé de tout temps à ceux qui, quelquefois en dehors du corps médical, ont regardé chaque eau minérale comme une panacée universelle (ce qui est contraire à la science, à la raison et aux intérêts même des propriétaires des établissements minéraux), nous nous sommes appliqué à placer à côté des *indications* les *contre-indications* des eaux d'Ussat. Nous imitons en ceci les hydrologues modernes, entr'autres MM. les docteurs Gerdy, Durand (de Lunel) et Durand-Fardel, dont les travaux récents ont prouvé qu'il n'y a rien de plus irrationnel et de plus dangereux que la liberté absolue, et l'usage intempestif ou sans contrôle des eaux minérales, même les moins énergiques.

Sept classes morbides composent tout le cadre nosographique des eaux thermo-minérales d'Ussat-les-Bains. Chacune de ces classes renferme des maladies qui diffèrent par leur nature, le siége qu'elles occupent et les formes qu'elles revêtent ; chacune de ces classes, enfin, se divise en genres, espèces et sous-espèces, que nous tâcherons de déterminer d'une manière exacte bien que sommaire.

Les sept classes de maladies vitales ou organiques qui forment le cadre nosographique d'Ussat-les-Bains sont :

Ire CLASSE. — Certaines maladies (générales et spéciales) des systèmes cutané, muqueux et cellulaire.

IIe — Certaines maladies (générales et spéciales) du système musculaire ou locomoteur.

IIIe — Certaines maladies (générales et spéciales) de l'appareil vasculaire (sang, lymphe, chyle).

IVe — Certaines maladies (générales et spéciales) des systèmes nerveux (sensitif, moteur, sensorial et ganglionnaire).

V^e^ — Certaines maladies (générales et spéciales) du système veineux-abdominal (veine-porte).

VIe — Certaines maladies (générales et spéciales) de l'appareil génito-urinaire (reins, vessie, utérus, ovaires, pénis, prostate, etc.).

VIIe — Certaines maladies (générales et spéciales), de l'appareil viscéral et parenchymateux.

ANALYSE CLINIQUE HYDRO-MINÉRALE DE CHACUNE DE CES CLASSES.

Ire CLASSE.

MALADIES DES SYSTÈMES CUTANÉ, MUQUEUX ET CELLULAIRE.

Cette classe comprend trois ordres ou genres bien distincts de maladies curables à Ussat, suivant qu'elles ont pour siége de leur manifestation la peau, les muqueuses ou le tissu cellulaire.

Premier genre. — Les maladies du système cutané qui peuvent trouver dans nos eaux thermo-minérales un soulagement ou une guérison radicale se subdivisent en nombreuses espèces. Les principales sont : les vices de sécrétion du mucus épidermique, les élevures épidermoïdes de la face à la suite d'une forte insolation, (surtout chez les personnes lymphatiques), l'acné sympathique d'une affection gastrique ou symptomatique d'un vice dans la menstruation, le spasme de la peau, la diaphorèse difficile et les sueurs colliquatives par atonie de l'organe.

IVe OBS. — Mme L... de Maillac (Aude), âgée de 45 ans, d'un tempérament lymphatico-nerveux, est atteinte depuis longtemps de leucorrhée avec douleurs hypogastriques, anorexie et faiblesse générale. Un examen particulier nous dévoile une lésion organique du col utérin. Mme L... est à l'époque de la ménopause, et depuis cinq mois, à chaque retour du flux cataménial, la leucorrhée et les douleurs augmentent en raison inverse de la perte de sang; en même temps il se manifeste à la face des taches rougeâtres en plaques pustuleuses, discrètes; c'est une véritable inflammation de follicules sébacées de la peau (*acne rosacea*), disséminees sur le nez, les joues et le menton.

Après un séjour d'un mois, durant lequel la malade subit un traitement hydro-thermal consistant en un bain à 32° centig. tous les matins, une douche écossaise et vaginale toutes les après-midi, et un pansement au spéculum tous les deux jours, Mme L... partit dans un état satisfaisant. J'ai appris depuis lors que les symptômes nerveux et la leucorrhée avaient diminué; quant à la *couperose* ou acné de la face, elle n'a plus reparu. Ce résultat est dû à la régularisation de la fonction menstruelle et à la diminution de l'éréthisme nerveux.

V^e OBS.—Mlle S. G..., de Carcassonne, est âgée de 29 ans; à un tempérament nervoso-sanguin elle joint une humeur vive et emportée; elle jouit d'un embonpoint satisfaisant et n'accuse qu'un simple *acne rosacea indurata*, c'est-à-dire une couperose caractérisée par la présence à la face et sur les épaules de pustules violacées permanentes et devenant indolentes à l'époque cataméniale. Une balnéation à 35° centig. associée à la boisson de la fontaine n° 1, avec une douche vaginale tous les deux jours, régularise le flux menstruel qui devient plus abondant. Les pustules diminuent de volume, leur couleur est rosée. A son départ d'Ussat, Mlle S. G..., accuse un bien-être général inaccoutumé. Je donnai une consultation détaillée à Mlle S. G..., le jour de son départ, et, à mon passage à Carcassonne, je pus constater une amélioration qui atteindra la guérison avec une nouvelle cure.

Dans ce premier genre, on compte encore les élevures folliculeuses et les vices de sécrétion des follicules sébacées; l'éréthisme nerveux et l'atonie vasculaire du corps muqueux réticulaire; la chute lente et difficile des squames varioleuses; certains exanthèmes non dyscrasiques et bénins; les eczéma résultant d'un vice de vitalité de la peau ou d'une exagération des fonctions du derme, ainsi qu'on en voit des exemples nombreux dans la clinique d'Hébra (1852. Wiener.

Zeitsch. t. IX. 8 et 9.); enfin quelques espèces érythémateuses ou exanthématiques inflammatoires ou chroniques avec prurit.

Les dermatoses liées à un état éréthique de la peau ne peuvent être guéries par le système balnéo-thérapique d'Ussat; mais, une fois que, par l'action sédative de nos eaux bicarbonatées calciques, l'état névropathique a cédé, ces sortes de maladies sont facilement amendées par les eaux sulfureuses d'Ax, de Luchon et d'Aulus, surtout lorsque ces dermatoses portent un caractère spécial de syphilis. — On peut lire à cet égard d'intéressantes observations, dans les publications faites par MM. les docteurs Alibert, Lambron et Bordes-Pagès.

Sont *contre-indiquées* pour Ussat, dans ce premier genre, toutes les affections locales et générales de la peau, héréditaires ou acquises et diathésiques, parmi lesquelles nous citerons : la dartre, la teigne, la gale, le sycosis ou mentagre, l'herpès circiné, le favus, etc., qui trouvent une curation complète dans l'emploi rationnel des eaux thermales sulfureuses, chlorurées sodiques, sulfurées calciques, sulfureuses dégénérées et sulfurées sodiques, selon la nature et l'intensité de l'affection. Nous avons vu en 1864 de belles guérisons obtenues par notre excellent confrère et ami, le docteur Auphan, médecin-inspecteur d'Ax.

Deuxième genre. — « Les eaux minérales, dit M. V. Duval, » possèdent la faculté d'agir électivement sur les *membranes* » *muqueuses* et les *tissus blancs*, à la manière des antiphlogistiques » indirects, comme tous les médicaments tirés du règne minéral, et » *non pas comme excitants*, ni comme stimulants, tandis que les » acides de ces sels agissent sédativement sur l'arbre cardiaco- » vasculaire.» Nous aussi, nous disons en toute certitude : les eaux d'Ussat exercent une action élective puissante sur les muqueuses et les vaisseaux blancs, tandis qu'elles n'ont qu'une influence médiate et réflexe sur les plexus cardiaques et le tissu vaso-nerveux en général. Les affections du système *muqueux* qui peuvent être avantageusement traitées à Ussat sont les phlegmasies chroniques des membranes muqueuses avec prédominance de l'élément nerveux : ophthalmie, coriza, sycosis, otite, angine gutturale et trachéale; certaines hypercrinies bronchiques sans altération organique; bronchite nerveuse avec toux, dyspnée catarrhale, coqueluche aux deuxième et troisième degrés, gastrite, gastro-entérite et cystite chroniques ; catarrhe vésical, blennorrhagie bénigne, leucorrhée, catarrhe utérin et vaginite.

VIe obs.— Mme M..., de Toulouse, âgée de 49 ans, d'un tempérament lymphatique-sanguin, est atteinte d'une phlegmasie chronique de l'utérus, avec hypertrophie du col, leucorrhée, flux menstruel irrégulier et accompagné de douleurs profondes au bas-ventre et aux lombes ; sueurs colliquatives et froides liées à une toux catarrhale, pendant la nuit. Bains à 37° et à 31° alternés, douches écossaises, douches vagino-utérines, pansements au spéculum et douches avec mon pulvérisateur ; exercice régulier, régime tonique, bon vin ; frictions sèches avec une brosse de flanelle. Après une cure de trente-cinq jours, guérison complète qui ne s'est pas encore démentie.

VIIe obs. — M. F..., de Toulouse, est atteint d'aphonie. En examinant au pharyngoscope, je constate une phlogose intense avec épaississement de la muqueuse pharyngienne ; la glotte est également dans un état d'irritation très-grande ; les cordes vocales sont hypertrophiées et injectées. M. F... est jeune et vigoureux ; c'est à la suite d'un excès de chant en plein air, après de nombreuses libations, qu'il a contracté cette affection. Je soumets le malade à la balnéation à 36° centig. ; après le bain, il se fait envelopper dans une couverture pour provoquer la transpiration. Synapismes aux mollets ; nourriture légère et rafraîchissante ; potion avec aconit alterné avec belladone ; inhalation d'eau minérale pulvérisée à 36°, et peu à peu à 33° et à 30°. Après vingt jours d'un semblable traitement, la voix prend plus de force, et la guérison se consomme par une balnéation tonique à 31° combinée avec les douches écossaises.

VIIIe obs. — Mlle J... de C..., âgée de 25 ans, d'un tempérament nerveux et fortement irritable, est atteinte d'une toux sèche et nerveuse. L'éminent confrère de Paris qui l'avait confiée à mes soins l'avait soumise, sans succès, à un traitement médical ordinaire ; il avait espéré en la puissance des eaux d'Ussat, et ses espérances ont été couronnées de pleine réussite. Après trente-deux jours d'une balnéation à 32° centig. et l'usage de l'eau de la buvette n° 1, la toux s'est calmée, l'éréthysme nerveux général a cessé comme par enchantement à mesure que la toux a diminué, et a disparu enfin pour ne plus revenir. Nous avons eu l'honneur de revoir cette jeune et noble demoiselle depuis notre retour à Paris ; elle respire à pleins poumons l'air humide et froid de la capitale, et pas une quinte n'est venue troubler son bien-être.

IXe obs. — Mme X..., de Montauban, d'un tempérament nervoso-lymphatique, d'une délicatesse très-grande et d'un embonpoint assez fort, est atteinte, depuis l'âge de 30 ans (elle en a aujourdhui 33), d'une colique violente qui se manifeste après le repas, au moment où les aliments, franchissant le pylore, traversent le duodénum pour arriver dans l'intestin grêle. Durant toute la digestion, assez normale d'ailleurs, les douleurs persistent. C'était là une gastro-entérite flattulente : la preuve en est que vers la fin de la digestion de nombreux gaz s'échappaient, à la grande satisfaction de la malade, car c'était pour elle le signe de la fin de ses souffrances. J'ordonnai des bains tièdes à 33°, pendant lesquels on administrait des douches en pluie sur l'hypogastre. Une fois tous les deux jours, douche anale (25°) à courant continu pendant vingt-cinq minutes. Eau de la buvette n° 2, alternée avec la fontaine n° 1, un verre, matin et soir, un quart d'heure avant le repas. Après trente-cinq jours d'un traitement semblable, Mme X... a quitté Ussat, entièrement guérie.

X^e^ OBS. — Mme T. de B..., de Toulouse, est atteinte d'une leucorrhée abondante, avec stries sanguinolentes, douleurs hypogastriques plus prononcées à droite qu'à gauche : métro-ovarite chronique avec élancements s'irradiant dans la cuisse du même côté. Mme T. de B... est âgée de 28 ans, et n'a pas encore eu d'enfant ; ses menstrues sont irrégulières, tantôt copieuses, tantôt très-faibles. Un examen au spéculum me prouve que l'ovarite est liée à une métrite chronique avec ulcération du col. Balnéation à 35° centig., douches vagino-utérines à 30°, pansements et injections pulvérisées avec une solution de nitrate d'argent. En moins de vingt jours l'amélioration est très-grande. Nous ordonnons alors des bains à 32° centig., et, à l'aide de notre pulvérisateur, nous arrosons le col utérin avec une solution d'iode étendue de teinture d'iodure de potassium. Exercice modéré, nourriture tonique et plus consistante. Le 20 septembre, Mme T. de B... est en voie de guérison et quitte à regret notre station minérale. Puisse la naïade d'Ussat avoir comblé les vœux de notre malade en lui permettant de devenir mère ! Les maladies de ce genre sont très-communes à Ussat, où elles trouvent toutes amendement et le plus souvent guérison.

A ces diverses maladies, nous joindrons encore certaines diarrhées nerveuses accompagnées de coliques (dont nous avons contrôlé plus de vingt cas) ; la dysenterie nerveuse avec spasme rectal, les hypercrinies rectales; les hémorrhagies par altération des muqueuses, les hémorrhagies par exhalation, les flux hémorrhoïdaires, l'hématémèse ; les phlegmasies chroniques de la membrane (séreuse) péritonéale, par suite de couches ou de fièvre puerpérale ; la métro-péritonite enfin, avec douleurs vives à l'hypogastre, et la métrorrhagie liée à une hypéresthésie organique.

XIe OBS. — M. F..., d'Agen, est atteint d'une diarrhée colliquative tenant de la lienterie ; les digestions se font assez bien pendant les deux premières heures après le repas, mais, à partir de ce moment, il se déclare des coliques très-intenses, et M. F... est forcé d'aller à la garde-robe. Les matières qu'il rend n'ont pas subi une coction suffisante; elles ont une odeur aigre et repoussante. M. F... est âgé de 35 ans, d'un tempérament bilieux, et n'a jamais eu d'affection des organes digestifs; il est robuste et homme de cabinet. Je le soumets pendant vingt-cinq jours à la boisson de la buvette n° 2 le matin et de la buvette n° 1 le soir; il prend un bain tous les deux jours à 32° centigrades; il prend également une douche rectale continue pendant vingt minutes. Quinze jours après ce traitement thermal, M. F... jouissait d'une parfaite santé. D'après mes conseils, il n'en a pas moins continué ce mode de médication et s'est mis à faire beaucoup d'exercice. Au bout d'une cure de vingt-cinq jours, il est parti guéri.

XIIe OBS. — Mme Th... de M..., est âgée de 27 ans; elle souffre d'une métrorrhagie passive depuis 4 ans; elle est douée d'un tempérament nervoso-sanguin et d'une constitution assez robuste. Dans un pareil désordre, la malade ne sait plus à quelle époque fixer sa menstruation. Examinée au spéculum, elle me donne à considérer un état de phlogose très-prononcée du col utérin avec flétrissures et ulcération de cette partie. — Je soumets Mme Th... aux douches écossaises alternées avec la balnéation à 34° centigrades. —Pansement au spéculum et injection à l'aide de mon pulvérisateur, d'abord avec une décoction de morelle, puis avec une solution de nitrate d'argent, et enfin avec la teinture d'iode. Après trois semaines de traitement combiné, Mme Th... voit son hémorrhagie cesser pendant huit jours et reprendre ensuite pour quatre jours seulement. Nous considérons ce retour comme l'époque cataméniale vraie. Mme Th... partit d'Ussat dans un bon état en juin, pour revenir en septembre. Elle a tenu parole, et Ussat lui a manifesté sa reconnaissance par une guérison qui, nous l'avons su depuis, tend de plus en plus à se confirmer.

Nous regardons comme *contre-indiquées*, pour Ussat, les phlegmasies aiguës ou liées à de profondes lésions organiques des muqueuses; les ophthalmies scrofuleuses, syphilitiques et diathésiques quelconques; les catarrhes pulmonaires liés à un état tuberculeux; les affections des membranes muqueuses dues à une profonde dyscrasie des humeurs; les hydropisies, les diffusions séreuses, les épanchements synoviaux; l'endocardite, la phlébite et l'artérite enfin, avec ou sans symptômes de fièvre angioténique.

Ici, comme toujours, les eaux d'Ussat dissiperont l'élément nerveux; mais, s'il ne prédomine pas, elles ne feront qu'aggraver la maladie.

IIe CLASSE.

MALADIES DU SYSTÈME MUSCULAIRE ET LOCOMOTEUR.

Les annales d'Ussat rapportent que « le seigneur de Gudanes, » perclus de tous ses membres, à la suite d'une longue fatigue de » chasse, ne pouvant trouver du soulagement dans les secours de » l'art, obtint une éclatante guérison de ses maux en se faisant » transporter tous les jours dans la mare limoneuse des *boues* » *d'Ussat.* » La chronique ajoute que « quelques jours suffirent au » malade pour voir ses membres acquérir leur souplesse, et pour » reprendre à pied ses excursions (1) ».

Ce merveilleux événement répandit au loin la réputation des boues d'Ussat, dont les vertus n'étaient connues à cette époque (XVe siècle) que par les empiriques de la contrée, et cette vieille renommée ne s'est pas démentie depuis lors. L'histoire raconte, en effet, une masse de résultats identiques. Je n'en mentionnerai que deux, parmi les plus mémorables, signalés par les inspecteurs Pilhes, Guerguy, Vergé et Ourgaud : 1° le cas d'une jeune personne qui, privée de mouvement depuis plusieurs années par suite de l'atrophie de ses membres fléchis sur eux-mêmes, fut guérie et put marcher après une cure habilement combinée (2) ; 2° la guérison qu'opérèrent les eaux d'Ussat sur l'auguste père de l'Empereur Napoléon III, S. M. le roi de Hollande, qui, en mai 1807, trouva, dans cette station thermale, un remède souverain à l'affection qui mettait ses jours en danger (3).

Ces quelques cas, pris entre mille, démontrent assez la puissance de nos eaux minérales dans les maladies de l'appareil locomoteur qui, sous une indication formelle, sont adressées à Ussat. Mais,

(1) Ce récit est extrait du *Précis sur les Eaux thermo-minérales d'Ussat* (1859-60), par le docteur Ourgaud, mon honorable prédécesseur à l'inspection d'Ussat.

(2) Cette guérison surprenante eut un grand retentissement dans les pays voisins. Pour en conserver le souvenir, la malade, personne pieuse, offrit un *ex-voto* à la chapelle de Sabar, lieu de pélerinage voisin d'Ussat.

(3) S. M. le roi de Hollande fut envoyé aux eaux d'Ussat par Leclerc, professeur de clinique médicale, à l'Hôtel-Dieu de Paris. Ce fut notre savant collègue et confrère Pilhes, alors inspecteur, qui eut l'honneur de diriger cette cure, remarquable dans les annales de notre station.

pour si disparates qu'elles paraissent être entre elles, les affections qui s'y traitent avec succès ont un fond de similitude basé sur l'existence constante et essentielle de l'élément nerveux : condition presque absolue et nécessaire de l'efficacité médicatrice élective et électro-dynamique de ces eaux bicarbonatées calciques.

Les maladies des organes de la vie animale et de relation qui sont avantageusement soumises au traitement hydro-minéral d'Ussat-les-Bains, sont les affections nerveuses des muscles, des tendons et des os, parmi lesquelles nous ne signalerons que les principales.

Premier genre. — CRAMPES ET COLIQUES. — Les maladies qui composent ce premier genre sont : 1° les crampes ou contractions spasmodiques, accidentelles, involontaires et douloureuses de l'appareil musculaire de la vie organique (crampes d'estomac, certaines coliques nerveuses, crampes et spasmes de la vessie, de l'utérus, du pharynx et du cœur lui-même); 2° les crampes des muscles de la vie de relation, telles que les crampes des mollets dues soit à une compression des plexus sacrés (pendant la gestation, par exemple), les crampes de l'avant-bras et de la main dues également à la compression des nerfs cubital ou radial. L'action des eaux d'Ussat est sans doute incontestable contre ces sortes de maladies; mais cette action sera des plus efficaces, je dirai même certaine, si, à la balnéation, on associe l'usage de ces eaux en boisson (buvette n° 1), et des douches de toute espèce suivant les besoins thérapeutiques.

XIIIe OBS. — Mme B..., de Toulouse, âgée de 52 ans, d'un tempérament bilieux, est atteinte depuis longues années de coliques et de crampes d'estomac. Lorsqu'elle était réglée, les souffrances étaient moindres; mais à dater de l'époque de la ménopause, les tiraillements spasmodiques de l'estomac et des intestins étaient devenus insupportables. Le valérianate de zinc, le sous-nitrate de bismuth, la rhubarbe combinée à l'opium, le camphre et le castoréum avaient échoué; l'eau seconde de chaux, associée à l'eau de Vichy, avait pu seule produire du soulagement. Mme B... a été envoyée à Ussat en 1864, et, sous notre direction, l'usage combiné des bains à 33° centigrades, de la boisson de l'eau minérale (buvette n°.1) et des douches à pluie (à 20°) sur l'épigastre, a amené une prompte guérison qui persiste encore aujourd'hui. Vingt-cinq jours ont suffi pour obtenir ce résultat, prévu du reste par l'honorable confrère qui avait confié Mme B... à mes soins.

XIVᵉ OBS. — M. B. T..., de F... (Hérault), âgé de 42 ans, d'une constitution un peu épuisée par les travaux de cabinet, et d'un tempérament bilioso-sanguin, souffre depuis longtemps d'aigreurs de l'estomac durant les digestions. En outre, il lui arrive bien souvent d'être forcé de suspendre ses occupations par la manifestation subite de crampes violentes. Les contractions spasmodiques de l'estomac sont même parfois telles que le malade pâlit, ses traits se contractent et la parole lui manque. Un verre d'eau froide, avec une goutte d'eau de fleur d'oranger et d'éther, calme l'accident qui se renouvelle cinq ou six fois par jour. M. B. T... a inutilement fait usage des bains froids. L'hydrothérapie n'a, au fond, rien changé à la maladie, bien qu'elle ait apporté quelques apparentes modifications. Envoyé à Ussat par un confrère, professeur de la Faculté de médecine de Montpellier, M. B. T... fut, par nous, soumis à un traitement hydro-thermal mixte. Un bain, par jour, à 32° centigrades ; un verre d'eau minérale (buvette n° 1), cinq minutes avant les deux repas ; une douche, de deux en deux jours, sur tout le ventre, alternée avec une douche écossaise : telle est la méthode que nous avons suivie en cette circonstance, et qui nous a valu un éclatant succès.

Il est bon de faire observer, néanmoins, que, en pareil cas, l'hygiène (nourriture, exercice, distractions) est une des conditions *sine quâ non* de la réussite de la cure hydrothérapique.

Deuxième genre. — CONTRACTURE ET ATROPHIE MUSCULAIRES (1).

1° Les *contractures* musculaires sont en général la conséquence de longues et douloureuses névralgies, de rhumatismes anciens ou de convulsions ; en un mot, elles proviennent toujours d'une affection du cerveau ou de la moelle épinière. Or, toutes les espèces morbides qui composent ce genre trouvent à Ussat un puissant moyen curateur. L'action de nos eaux thermo-minérales est encore ici une action médicatrice *réflexe* qui, de l'appareil sensitif du système cutané, réagit sur les nerfs moteurs et vaso-moteurs des muscles par l'intermédiaire de l'axe cérébro-spinal et du grand sympathique. Aussi dirons-nous que, en ce cas, les eaux d'Ussat exercent

(1) Quelques auteurs ont donné à ce genre d'affection nerveuse des muscles, le nom de *contraction atrophique* des muscles ; mais c'est là un abus de langage répréhensible, attendu que la *contraction* est un acte physiologique qui résulte de la *contractilité* musculaire, tandis que la *contracture* présente à l'esprit un état morbide dans lequel un ou plusieurs muscles sont dans une contraction *permanente*, soit que les fibres se trouvent à l'état de *flexion*, soit qu'elles demeurent dans une *extension* qui ne permette pas au membre de s'étendre ou de se plier.

sur l'économie corporelle une double action, savoir : *élective* et directe sur le système nerveux sensitif ; *électro-dynamique* et indirecte sur la moelle épinière et le grand sympathique.

Nous avons eu l'occasion de citer déjà plusieurs cas identiques à ce genre morbide ; nous ne relaterons donc qu'un seul fait analogue pour l'entière édification du lecteur.

XVe obs. — M. C. S..., de C... (Dordogne), âgé de 31 ans, d'un tempérament nerveux, grand, sec et d'un caractère emporté, se présente à notre consultation. Il est atteint d'une altération évidente des centres nerveux ; il a souffert longtemps de névralgies intercostales, lombaires et sciatiques ; aujourd'hui, il marche avec grand'peine, à l'aide de deux béquilles ; les genoux paraissent ankylosés et les articulations coxo-fémorales jouent avec difficulté. Il n'y a pas en ce moment de symptômes fébriles, et l'apyrexie dure habituellement quinze heures. Pendant cette rémittence, qui nous donne la possibilité de soumettre M. C. S... à un traitement régulier, nous nous empressons de le faire participer aux bienfaits de nos eaux. J'ordonne un bain prolongé à six heures du matin et le repos au lit pendant trois heures au sortir de l'eau minérale. Les premiers bains sont pris à 35°. Mais, à mesure que l'amélioration se manifeste, je modifie la température, en sorte que le trentième bain, pris sans béquille et sans guide, avait une température de 32°, et le quarante-cinquième, qui fut le dernier, était à 31°. En d'autres termes, notre malade, qui au début avait pris son bain au n° 10, descendit en trente-cinq jours toute la série composant le clavier hydro-thermal d'Ussat (du n° 10 au n° 44). — J'ajouterai néanmoins que, pour modifier les fonctions digestives qui languissaient et pour réveiller la vitalité de la moelle épinière, j'avais introduit dans le cours du traitement l'emploi de l'eau minérale en boisson (n° 1 d'abord, n° 2 ensuite), ainsi que l'usage des douches écossaises et des grandes douches. L'hygiène, ici, comme dans presque toutes les affections nerveuses, avait été l'objet particulier de mon attention. — Le succès couronna mes efforts, et M. C. S... quitta Ussat en voie de parfaite guérison.

2° *L'atrophie* musculaire est généralement le résultat consécutif d'une affection spéciale de la moelle épinière, aussi bien que la *paralysie locomotrice* : elle est la conséquence immédiate ou prochaine soit d'un défaut de nutrition, soit de toute autre cause qui ralentit l'abord du sang et diminue ou suspend l'influx vital par la paralysie des nerfs moteurs et vaso-moteurs. D'où l'amaigrissement et l'atrophie de la fibre musculaire. Nous avons eu l'occcasion de signaler quelques cas de cette catégorie ; nous n'y reviendrons pas.

Troisième genre.—PARALYSIE MUSCULAIRE.— Ce genre d'affection peut s'adresser à la sensibilité ou à la contractilité du muscle, séparément, bien qu'elle lèse simultanément l'une et l'autre de ces deux conditions physiologiques. — Dans l'espèce, nous avons plus particulièrement à parler ici de l'abolition de la contractilité de la fibre et du mouvement de la partie. Or, toutes les fois que ce genre d'altération s'adressera au système nerveux sensitif et moteur, sans lésion organique profonde de la moelle épinière, les eaux d'Ussat auront raison du mal et triompheront des symptômes les plus alarmants.

Quatrième genre. — RHUMATISME NERVEUX, NOUEUX, GOUTTEUX ET TENDINEUX. — Nous avons déjà parlé d'une manière générale des diverses espèces morbides qui composent ce quatrième genre. Contentons-nous d'ajouter que les eaux minérales d'Ussat conviennent on ne peut mieux à tout état rhumatismal nerveux ou goutteux, pourvu qu'il soit apyrétique et que l'élément spasmodique en soit le symptôme saillant. Tout rhumatisme (articulaire surtout) qui porte en lui un caractère inflammatoire ou qui est lié à une diathèse étrangère, lymphatique ou autre, se trouvera mieux des eaux sulfurées sodiques et sulfureuses. Ussat convient spécialement aux affections rhumatismales essentiellement nerveuses et dans lesquelles les fonctions de la vie organique sont atteintes. Un seul exemple suffira.

XVIe OBS. — M. P. N..., de Toulouse, est âgé de 45 ans ; il a un tempérament nervoso-sanguin et se trouve doué d'une bonne constitution. Il a longtemps souffert d'une affection rhumatismale nerveuse, avec douleurs tendineuses et articulaires. Dans le principe, les paroxysmes étaient accompagnés de forte fièvre ; peu à peu le mal se calma. Aux vives douleurs et à la fièvre avaient succédé l'apyrexie la plus complète ; mais les articulations devinrent pâteuses ; il se produisit un épanchement de matière tophacée ; les mouvements étaient difficiles ; les digestions lentes ; il y avait anorexie, insomnie, enfin tous les caractères d'un rhumatisme noueux apyrétique. — L'usage de l'eau minérale d'Ussat en boisson, quarante bains à 35° centigrades, et, vers la fin de la cure, des douches écossaises rétablirent complétement le malade : ce qui n'aurait pas eu lieu, sans aucun doute, alors que l'affection rhumatismale était dans son état aigu.

Cinquième genre. — DOULEURS OSTÉOSCOPES. — Les douleurs ostéocopes, quelles qu'en soient la nature et l'origine, trouvent dans les eaux d'Ussat une véritable panacée ; avec la seule exception que, lorsqu'elles sont liées à une affection constitutionnelle, il importe de traiter la diathèse (syphilitique ou autre) en même temps que la cure hydrothérapique se consomme. — Nous publierons ailleurs d'intéressantes observations recueillies à ce sujet.

Sont *contre-indiqués* pour Ussat : les ulcères profonds des tissus parenchymateux ; le rhumatisme musculaire inflammatoire, dû à une habitation humide ; les contractures par traumatisme ; les ankyloses et concrétions scrofuleuses ; les abcès ; les tumeurs froides ; les métastases goutteuses ; l'atrophie sympathique d'une lésion organique profonde ; les paralysies avec congestion sanguine ; enfin les douleurs dues à une diathèse scorbutique et syphilitique.

IIIe CLASSE.

Maladies du système vasculaire.

Ainsi que j'ai déjà eu l'occasion de le faire remarquer dans le cours de cet opuscule, c'est par erreur que l'on a voulu comprendre au nombre des maladies curables à Ussat *les affections organiques du cœur* et des gros troncs vasculaires. Cette manière de s'exprimer n'est pas correcte, et il importe de fixer les faits en les posant d'une manière exacte.

Je dis donc qu'il est rationnel de ne ranger, dans la présente catégorie, que certaines maladies spéciales du système vasculaire comprenant non-seulement le cœur et les artères, mais encore le système veineux en général, celui de la veine-porte en particulier, ainsi que tous les vaisseaux lymphatiques, principalement les vaisseaux lactés qui jouent un rôle si important, soit dans la formation du chyle et du sang, soit dans la nutrition universelle du corps.

Premier genre. — Les maladies du cœur qui trouvent à Ussat une indication thérapeutique sûre et formelle constituent divers états pathologiques franchement nerveux de l'organe central de la circulation, avec anémie ou non (sans complication néanmoins de diathèse rhumatismale profonde, dont l'existence aurait pu amener un épaississement des parois ou l'hypertrophie des ventricules avec insuffisance des valvules). Ces divers états pathologiques sont : 1° les névroses de l'appareil vasculaire en général, et du cœur en particulier (palpitations nerveuses et syncopes) ; 2° certaines altérations du sang (réagissant sur les membranes vasculaires), avec ou sans chlorose, altérations qu'il est difficile de distinguer d'une lésion organique commençante, surtout lorsque cette maladie est la conséquence d'un trouble général dans la nutrition ; 3° l'endocardite et la péricardite rangées, par l'honorable M. Ourgaud, parmi les maladies curables à Ussat. A ce propos, je crains que mon excellent confrère n'ait pris pour telles les névropathies, soit de la membrane fibroso-séreuse du cœur et des gros troncs artériels ou plexus cardiaques (coronaires antérieur et postérieur), soit de la tunique externe vaso-nerveuse et névrilemmatique des grosses artères : ce qui rentre dans le cadre des névroses. L'expérimentation des faits, seule, pourra dévoiler la valeur réelle ou l'inanité de mes paroles.

Je signalerai enfin comme aptes à être guéries ou avantageusement modifiées à Ussat par l'usage des eaux en douches et en boisson surtout, les hémostases par pléthore et certaines dyscrasies de la masse humorale.

XVIIe OBS. — Mme A..., de Toulouse, m'amène son fils Louis, âgé de 14 ans. Sa taille est élancée; il est pâle, essoufflé et sujet à des palpitations qui augmentent singulièrement d'intensité au moindre mouvement, ascensionnel surtout. Il y a chez le malade anémie, anorexie, constipation, urines claires, borborygmes, céphalalgie, enfin tout l'ensemble d'une névrose générale tendant vers un état chlorotique imminent. — Je procède à un examen direct du cœur et je diagnostique une névrose des plexus cardiaques sous l'influence de laquelle les mouvements de systole et de diastole sont d'une extrême irrégularité; un léger bruit de souffle, au moment de la dilatation des ventricules, est seul appréciable. Du reste, l'ensemble symptomatique ne pouvait me tromper. J'ordonne donc des bains à 32° centigrades, et un exercice de deux heures après chaque bain. L'après-midi, douche écossaise et promenade à âne au soleil. Nourriture tonique et reconstituante, bon vin, pas de fruit. Usage de l'eau de la fontaine n° 2 aux repas. Je regrette en cette circonstance, comme en bien d'autres, l'absence d'un gymnase, car ce moyen thérapeutique serait à Ussat de la plus grande utilité. Néanmoins, en vingt-cinq jours de traitement régulier et sous une surveillance quotidienne, le fils A... était presque débarrassé de ses souffrances. Quinze jours de séjour de plus à Ussat permirent à ce cher enfant de partir en voie de parfaite guérison. (Cinq cas semblables ont eu une fin également heureuse.)

XVIIIe OBS. — Mlle B..., de L. (Hérault), âgée de 20 ans, d'un tempérament lymphatico-nerveux (mélancolique), d'un teint basané et d'une constitution délicate, ressent de vives douleurs au bas-ventre, au foie et aux reins; elle a peu d'appétit et ne dort que par moments. Il y a chez la malade une anxiété générale; elle est d'une humeur très-versatile, s'inquiétant et s'effrayant de peu de chose; elle se fatigue à la moindre course; il y a enfin chez elle constipation, céphalalgie, palpitations du cœur et dysménorrhée. Il était évident pour moi que j'avais affaire à une anémie dyscrasique et que, en rétablissant la chylification dans son état normal, toutes les fonctions sous la dépendance du grand sympathique reprendraient leur cours normal. J'ordonnai donc la balnéation à 35° 50 centigrades au n° 15. Les bains furent alternés avec l'usage de l'eau (buvette n° 1) des sources minérales. Une légère courbature survenue à l'époque cataméniale suspendit le traitement pendant huit jours. Néanmoins le flux menstruel fut plus abondant et les douleurs diminuèrent. Après un séjour prolongé de vingt jours encore, pendant lequel Mlle B... prit des douches anales à double courant à la température de 35°, en même temps qu'elle continuait les bains à 33° et l'usage de l'eau en boisson; après un nouveau séjour de vingt jours, dis-je, Mlle B... quitta Ussat dans un état très-satisfaisant.

XIXe OBS. — Un digne confrère de Paris envoie à Ussat Mme T. de L... pour y être traitée d'une endocardite chronique avec prédominance d'éléments nerveux allant jusqu'à la syncope. Mme T. de L... est âgée de 35 ans; elle a fait cinq enfants, et, malgré une forte santé apparente, il y a chez elle une affection rhumatismale qui a concentré ses effets à la région du cœur. Le mal n'est pas encore fort ancien et ne date que de l'hiver de 1863. L'endocardite rhumatismale et nerveuse correspondait à une névrose rhumatismale qui, à cause de son invasion aiguë, était regardée par mon savant confrère de Paris comme une endocardite nerveuse. Ce fut donc avec la plus grande réserve que j'ordonnai la balnéation à 35°. Rien de particulier ne se manifesta les premiers jours (la malade ne prenait qu'un seul bain quotidien). Dès le huitième jour, les oppressions augmentèrent sensiblement, le pouls s'éleva à 100 pulsations par minute, les digestions devinrent laborieuses et l'insomnie se manifesta. J'ordonnai un bain à 33°, j'enjoignis la boisson de l'eau de la buvette n° 1 et un exercice régulier à une douce chaleur. Trois jours après, une détente générale eut lieu : les urines, devenues très-abondantes, charriaient un sédiment briqueté et sablonneux, les palpitations s'apaisèrent, l'appétit revint avec le sommeil, et trente-deux jours après son arrivée, notre digne et intéressante malade partit, ravie de bonheur d'une amélioration qui ne s'est pas démentie.

Deuxième genre. — Le système veineux n'offre, en général, dans ses fonctions que fort peu d'altérations organiques ou vitales, en dehors de l'inflammation et de la dilatation variqueuse de ses tuniques. Or, mettant de côté, pour le moment, la phlébite qui n'a que faire à Ussat, nous dirons que l'état variqueux, accidentel, surtout celui des veines hémorrhoïdales, est susceptible d'une prompte et sûre guérison, par la raison scientifique et pratique que les affections de la veine-porte trouvant à Ussat une guérison radicale; les varices des jambes et surtout celles des vaisseaux hémorrhoïdaires, doivent être profondément modifiées, sinon guéries, par nos eaux thermo-minérales. Ainsi donc (abstraction faite de quelques cas de varices dues à une pression mécanique, comme dans la gestation, ou à une profession qui exige la station droite continue), la dilatation variqueuse des veines de la jambe, de la cuisse, des grandes et des petites lèvres, du scrotum, du cordon testiculaire et du rectum, étant particulièrement observées chez les hypochondriaques, les hystériques, les goutteux et les hémorrhoïdaires, et pouvant être rapportées à une stase sanguine, à une obstruction des viscères abdominaux et spécialement à une altération des fonctions de la veine-porte, ce sera en dirigeant contre ces diverses affections (bien que locales) la médication qui s'adresse à la veine-porte, qu'on pourra espérer une modification salutaire.

Troisième genre. — Comme je tiens à édifier le lecteur (pris en dehors du corps médical) sur la valeur thérapeutique et clinique des eaux thermales, il importe que je l'initie aux mystères de l'organisation humaine; nul ne pourra m'en blâmer, et j'aurai conquis à Ussat une catégorie nouvelle de maladies qui ne s'y traitaient qu'accidentellement ou d'une manière empirique. Quant à mes confrères, je les prie de me pardonner une digression fastidieuse peut-être pour eux; mais qu'ils n'oublient point que j'écris surtout pour les malades, et que je vais agiter une question importante pour l'hydrologie médicale.

On appelle en médecine *système lymphatique* l'ensemble des vaisseaux qui concourent à la formation ou à la circulation de la lymphe et au transfert du chyle dans la masse sanguine. Ces vaisseaux sont divisés en trois catégories : 1° ceux qui naissent dans le derme de la peau (c'est le système lymphatique dermoïde) ou dans l'épaisseur des membranes muqueuses, et dont les plus importants sont les vaisseaux chylifères ou veines lactées qui, pendant l'acte de la digestion, s'emparent du chyle, fluide ou suc nutritif provenant des aliments (lequel est absorbé à la surface de la muqueuse intestinale et va servir à la formation immédiate du sang) ; 2° ceux qui s'observent dans le tissu cellulaire et dans les membranes séreuse, synoviale et médullaire; 3° enfin, ceux qui se forment dans la profondeur des tissus et vont, en se réunissant, former des ganglions d'où ils émergent de nouveau, moins nombreux et sous un volume plus grand pour aller constituer, les uns le canal thoracique à gauche, les autres le grand vaisseau lymphatique à droite, dans la cavité de la poitrine, et se déverser ensuite dans le torrent de la circulation au moyen des gros troncs veineux qui aboutissent au cœur. On appelle ces derniers *vaisseaux lymphatiques nutritifs.*

Comme on le voit, par ce bref exposé, cet ordre important de vaisseaux a pour double rôle : 1° de déverser dans les veines les fluides blancs incolores qu'ils ont pompés à la surface des membranes ou dans l'intimité des tissus organiques ; 2° d'absorber les éléments nécessaires à la nutrition, suprême condition de la vie ! et cela, en les puisant, en les extrayant, soit du dehors, c'est-à-dire de l'air ambiant, de la vapeur et des liquides avec lesquels le corps peut être mis en contact, soit de l'intérieur du corps lui-même, tant à l'aide des vaisseaux chylifères dont l'orifice vient s'ouvrir à la surface de la muqueuse intestinale, qu'au moyen des vaisseaux lymphatiques profonds qui ramènent dans la circulation certains principes encore propres à contribuer à la nutrition de l'organisme.

Il est donc évident pour tous que les maladies de ce système particulier de vaisseaux doivent fixer spécialement l'attention des médecins et tenir dans une sage réserve les malades eux-mêmes, attendu qu'il est déjà démontré qu'une nutrition de mauvaise nature peut à elle seule engendrer une masse d'affections, soit humorales (par dyscrasie, opplétion, pléthore, stase et engorgement), soit nerveuses (sympathiques et symptomatiques d'une altération primitive du sang, ce qui justifie le vieux adage : *sanguis moderator nervorum*), soit organiques, se manifestant par des lésions consécutives et des dégénérescences de tous les tissus : d'où ces affections profondes qui font le désespoir de l'art et des malheureux patients, lorsque dès l'origine du mal une prompte et efficace médication n'est point venue arrêter les progrès sourds et trop souvent latents de la désorganisation qui se forme au sein de l'économie corporelle vivante.

Cette digression ne pouvait trouver sa place ailleurs; car s'il est vrai de dire que les eaux minérales exercent une action certaine, c'est: 1° par leur action électro-dynamique sur le système nerveux, si légère qu'elle soit; 2° par voie d'absorption cutanée (dans le bain); 3° enfin, par voie d'absorption gastro-intestinale (par la boisson) à l'aide des vaisseaux lymphatiques dont nous allons esquisser le tableau pathologique fournissant les indications de toutes les maladies capables d'être traitées avec succès à Ussat.

Chaque fois qu'il y aura altération mécanique, organique ou vitale des *vaisseaux lymphatiques de la peau*, l'absorption (de l'air, des vapeurs et de l'eau minérale) sera difficile, sinon impossible, et l'exhalation sera également vicieuse. Dans ces cas, la surface cutanée se contracte; les pores ne fonctionnent pas; la lymphe dermoïde se sèche; la peau se ride et se recouvre peu à peu d'une rugosité qui arrête l'exhalation et entraîne une dyscrasie pouvant à son tour porter un trouble profond dans la masse humorale ou vicier le jeu normal des sécrétions et des excrétions internes.

Or, ces désordres acquièrent une importance bien plus grande encore, lorsque ce sont les vaisseaux lymphatiques des voies digestives qui sont altérés, soit dans l'intégrité de leurs tuniques, soit dans leur fonctionnement. Ces inconvénients peuvent, en effet, avoir pour résultats consécutifs ou des vices de digestion, d'assimilation et de nutrition, ou la diarrhée, la lienterie même, l'engorgement et l'induration des ganglions mésentériques. De là, encore les flattuosités de l'estomac et du ventre, la tympanite, les renvois ou gaz acides et puants pendant le travail de la digestion, le pyrosis, les crampes d'estomac, la gastralgie et l'entéralgie. On voit, en outre, comme conséquence d'un vice fonctionnel des vaisseaux chylifères, se manifester des altérations dans les sécrétions biliaires et pancréatiques. On observe, enfin, par suite de ces désordres profonds, des troubles pathologiques dans le système veineux de la veine-porte : d'où, par une sorte de réaction et par un mouvement réflexe sur le centre nerveux cérébro-spinal, la tristesse, l'anxiété générale, l'affaiblissement de l'influx vital, l'hypochondrie, la chlorose, l'anémie et tous les dérèglements les plus inquiétants dans la menstruation chez les femmes.

Tel est le tableau des nombreuses affections qui peuvent, en général, résulter des lésions organiques ou fonctionnelles du système lymphatique considéré dans les trois ordres de vaisseaux qui le constituent. Ce sont là aussi tout autant de maladies qui trouvent dans les eaux minérales d'Ussat une médication des plus spécifiques, pourvu néanmoins qu'elles ne soient liées à aucune diathèse herpétique, psorique ou syphilitique.

XXe OBS. — Mlle X..., de C... (Aude), âgée de 21 ans, d'un tempérament lymphatico-nerveux et d'une constitution délicate, est atteinte d'une suffusion séreuse ou d'une infiltration générale du tissu cellulaire. Autrement dit, à la couleur pâle de la peau qui a également perdu de sa chaleur vitale, au pouls petit, mou et lent, à l'impression que laisse le doigt sur la peau légèrement comprimée, à la fixité du regard recouvert d'un espèce de voile humide; en un mot, à l'aspect général de cet ensemble, je diagnostiquai une anasarque essentielle ou primitive subordonnée à l'exaltation vitale des vaisseaux lymphatiques, c'est-à-dire à une surabondance d'exhalation d'une part, et à un défaut d'absorption d'autre part.—Mlle X... était d'ailleurs très-bien réglée, sauf la couleur de l'excrétion sanguine qui était d'un rose pâle; une leucorrhée très-abondante succédait au flux menstruel et durait huit jours; il y avait en outre dyspepsie, gastro-entéralgie et état flattulent.

Mlle X... se trouvait donc dans une situation très-digne d'intérêt, et, bien qu'on eût beaucoup mieux fait de faire précéder le traitement hydrothérapique d'Ussat par la cure préalable d'une eau saline plus accentuée, nous entreprîmes de mener à bonne fin un aussi important sujet d'étude. J'ordonnai la balnéation quotidienne à 37° centigrades et la boisson de l'eau minérale à la source même à 40° centigrades; je joignis à ce traitement thermal l'eau ferrée de Saurat aux repas, l'usage du bon vin et des viandes rôties, l'exercice au grand air et au soleil, des ascensions graduelles sur les pics voisins, et enfin des frictions sur tout le corps avec une brosse de flanelle au sortir du bain, Au quinzième jour, l'amélioration fut extrême; la température du bain fut réduite à 35°, et, après quarante-neuf jours d'un traitement hydro-thérapique mixte et combiné avec l'usage de l'iodure de fer à l'intérieur, ainsi qu'avec les soins hygiéniques les plus minutieux, Mlle X... partit guérie.

XXIe OBS. — Mme F. P..., de G... (Tarn), est âgée de 48 ans; elle est à l'époque de la ménopause. A un tempérament lymphatico-sanguin dégénéré elle joint une faiblesse générale avec bouffissure de la face, des mains et des extrémités pelviennes. A la voir, on l'aurait dite atteinte d'une affection du cœur, mais un examen attentif me fit diagnostiquer une altération dans les fonctions du système lymphatique et notamment des vaisseaux lactés ou chylifères. Il y avait en effet, chez Mme F. P..., anorexie profonde et dyspepsie continuelle, borborygmes après les repas, diarrhée, quelquefois même lienterie; la chylification était vicieuse et la sanguification avait pris un caractère anémique; il n'y avait pas absence ou diminution des globules sanguins, comme le prétendent à tort quelques auteurs; c'était l'élément dynamique ou vital (sous l'influence duquel les fonctions d'absorption, d'assimilation et de nutrition s'accomplissent habituellement) qui était en défaut : en un mot, nous avions affaire à une leucophlegmasie abdominale provenant d'une névrose des plexus abdominaux du grand sympathique. Or, cette altération avait amené d'abord un trouble dans la vénosité abdominale et provoqué consécutivement un désordre grave dans les fonctions de la veine-porte, une altération dans la circulation de la lymphe nourricière, l'engorgement des ganglions mésentériques, une absorption vicieuse et incomplète des sucs nutritifs; c'était, sous tous les rapports, une leuco-phlegmasie abdominale, s'irradiant vers les extrémités où la circulation lymphatique languit et cesse.—Balnéation à 35° centigrades ; eau de la buvette n° 1, trois verres par jour ; douches rectales ; nourriture légère et tonique ; ferrugineux et amers associés; hygiène sévère ; exercice en plein soleil; frictions au sortir du bain, etc. Après trente-deux jours d'un semblable traitement, Mme F. P... quitta notre station thermale dans un état satisfaisant et avec l'espoir d'une prochaine guérison complète.

Est *contre-indiqué*, pour les eaux d'Ussat, le *lymphatisme* ou exagération du tempérament lymphatique voisin de la scrofule (à moins que cette affection ne soit liée à un éréthysme nerveux général); les eaux de mer, salines, bromo-iodurées, sulfurées et chlorurées sodiques lui conviennent mieux. Sont également *contre-indiquées* toutes les maladies du derme avec vice de sécrétion cutanée et les engorgements mésentériques dépendant d'une cause dyscrasique ou diathésique quelconque. Dans ces divers cas, les eaux sulfureuses d'Ax et de Luchon, et surtout les eaux chlorurées et sulfatées calciques d'Aulus, celles de Niederbronn, de Bourbonne, etc., seront d'une efficacité réelle. Il faut néanmoins savoir en faire un heureux choix.

ARTICLE SPÉCIAL.—Il nous reste à dire un mot sur certaines maladies du système vasculaire qui se traitent avantageusement à Ussat : nous voulons parler des hémorrhagies qui ont lieu soit par voie d'exhalation, soit par la rupture d'un ou de plusieurs vaisseaux. C'est là ce que nous allons exposer en détail dans cet article spécial.

Les hémorrhagies par exhalation sont en général celles qui demandent les secours de la thérapeutique médicale. La chirurgie s'occupe presque exclusivement des hémorrhagies par rupture des vaisseaux; celles-ci ont reçu le nom de *traumatiques*, et ce n'est que lorsque la plaie par où s'échappe le sang devient chronique qu'on fait intervenir les eaux minérales.

Les hémorrhagies qui peuvent trouver soulagement et guérison à Ussat sont notamment les hémorrhagies utérines actives ou passives. Viennent ensuite le flux hémorrhoïdal, l'hématémèse, l'hématurie, l'hémoptysie accidentelle, névropathique et sympathique (mais n'étant pas liée à un élément phthisique); les hémorrhagies enfin des muqueuses, de la peau, du tissu cellulaire et des membranes séreuses ou synoviales, — à la condition expresse qu'elles seront provoquées ou entretenues par un état d'hypéresthésie organique, cause prochaine ou éloignée de l'acte d'exhalation et du *molimen* hémorrhagique. Quant aux hémorrhagies *passives*, elles trouveront à Ussat une guérison radicale, une fois que l'organisme aura puisé de nouvelles forces dans un traitement médico-chirurgical convenablement associé à une hygiène et à un régime assortis aux circonstances qui entretiennent l'atonie générale. Les hémorrhagies et les plaies variqueuses sont particulièrement liées à un élément dyscrasique spécial, dont les eaux salines et sulfureuses dégénérées ont plus aisément raison. Les hémorrhagies passives de l'utérus trouvent aussi à Ussat une complète guérison par la sage et habile combinaison d'une cure hydro-thermale avec un traitement médico-chirurgical bien entendu, une bonne hygiène, un régime tonique et la gymnastique au moment opportun.

Les hémorrhagies par exhalation offrent une dernière considération importante, c'est que le médecin hydropathe (à Ussat) doit sérieusement examiner si elles sont constitutionnelles, accidentelles, symptomatiques, sympathiques ou critiques; car le traitement thermo-minéral de nos eaux agit d'une manière plus ou moins énergique sur chacune de ces espèces hémorrhagiques, selon les circonstances qui ont entouré leur origine étiologique, leur formation et leur persistance opiniâtre ou passagère, c'est-à-dire selon qu'elles se trouvent liées à une diathèse ou cause morbide générale dont elles ne sont le plus souvent qu'un *diverticulum* utile, nécessaire même (à l'instar du flux hémorrhoïdal); ou bien, selon qu'elles constituent une excrétion sympathique, symptomatique et critique d'une congestion interne, qui sans cela serait sinon mortelle, du moins très-funeste, comme cela se passe pour les hémorrhinies, l'hématémèse, le mélœna, les hémorrhoïdes surtout; ou bien enfin, selon qu'elles constituent purement et simplement l'excès, le manque ou le dérangement d'un flux sanguin normal, comme dans la menstruation. Car celle-ci peut pécher : 1° par une trop grande abondance, habituelle (ménorrhagie), ou anormale (métrorrhagie) de l'écoulement menstruel, soit à l'époque de la ménopause, soit à l'occasion d'un avortement; 2° par une diminution (dysménorrhée), ou par une absence absolue (aménorrhée) du flux cataménial. Une dernière observation à faire ici, c'est qu'il importe d'établir une distinction sévère entre les hémorrhagies congestives qui résultent d'un effort vital ou *molimen*, et celles qui sont simplement le résultat d'un orgasme local ou d'une lésion matérielle (ulcérations, granulations), ou qui sont suscitées et entretenues par la présence d'un polype ou d'un cancer, ainsi que cela s'observe assez fréquemment pour l'utérus, principalement pendant les derniers temps de la menstruation (ménopause), etc. Les cas de cette espèce sont assez fréquents à Ussat.

Quelques exemples feront comprendre l'efficacité de nos eaux thermo-minérales, pour si formidable que soit l'appareil névropathique presque inséparable des diverses affections dont nous venons de donner un aperçu.

XXIIe OBS. — M. Z..., de Toulouse, âgé de 55 ans, d'un tempérament lymphatico-sanguin, a le teint plombé, les chairs flasques, et une constitution épuisée par les travaux de cabinet. Il est atteint de faiblesse générale, d'anorexie, de gastralgie et de céphalalgie intenses, depuis cinq ans qu'il a éprouvé une hématémèse, laquelle cependant n'est plus revenue, grâce à une épistaxis qui alterne de deux en deux mois avec un flux hémorrhoïdal. C'est principalement dans l'intervalle de ces excrétions que les symptômes névropathiques acquièrent le plus d'intensité. Mais ces symptômes se calment aussitôt que, après deux jours de souffrances cruelles, le molimen hémorrhagique a abouti à une épistaxis ou à un flux hémorrhoïdal, selon que les efforts ont eu lieu vers la tête ou vers le ventre. Dans l'un comme dans l'autre cas, l'excrétion est très-abondante et laisse après elle une faiblesse des plus grandes. M. Z... est soumis d'abord à la balnéation thermale à 33°, tous les deux jours, et à l'usage de l'eau minérale en boisson (buvette n° 1). Nourriture tonique, mais légère, bon vin, pas de fruits acides, exercice régulier n'allant jamais jusqu'à la fatigue. Quinze jours après ce traitement, un peu de calme s'était déclaré. Comme l'époque du retour périodique du paroxysme hémorrhagique approchait, je modifiai l'ordonnance— M. Z... prit donc désormais un bain à 32° centigrades tous les jours, et régulièrement deux verres par jour (un à jeun et un à quatre heures de l'après-midi) de l'eau minérale du n° 1. A l'arrivée imminente du moment critique, je redoublai de surveillance, et voyant, avec satisfaction, le mieux s'accroître, à mesure que la tolérance devenait plus grande, je joignis à la médication hydrothérapique une douche anale de vingt minutes de durée tous les jours. Enfin la crise s'opéra, sans presque aucun symptôme spasmodique fâcheux; le flux hémorrhoïdal eut lieu d'une manière très-modérée, et, soit satisfaction morale, soit disparition des souffrances, soit enfin l'assurance d'une guérison prochaine, l'état de M. Z... fut complétement amendé; il quitta Ussat, après une cure de trente-cinq jours, dans les conditions les plus consolantes pour l'avenir.

XXIII° obs. — M. F..., propriétaire, à C... (Aude), âgé de 53 ans, d'un tempérament bilioso-nerveux, d'une constitution assez forte, a été atteint pendant longtemps d'un flux hémorrhoïdal bénin. Depuis trois ans ce flux a commencé de diminuer, puis a cessé complétement; dès lors un cortége de souffrances s'est rué sur la malheureuse existence du patient : c'est ainsi qu'il a été tourmenté alternativement par des migraines affreuses, par une cardialgie et une gastralgie intenses. Souvent même il ressentait des tiraillements sourds dans les flancs et dans les hypochondres. Enfin l'appareil symptomatique a changé tout à coup, et, après deux jours de souffrances cruelles dans le bas ventre et les lombes (douleurs qui s'irradiaient dans la cuisse et la jambe gauche en suivant le trajet du nerf sciatique), il se déclara une hématurie assez abondante qui effraya d'abord le malade, mais qui ne trompa pas l'œil éclairé de son médecin. Celui-ci, en effet, à l'aide d'une médication habile, ramena le calme en quelques jours; mais comme on était alors au mois de juin, mon honorable confrère m'adressa son malade. — Je soumis ce dernier à l'usage des bains à 32°; il buvait deux verres par jour de la fontaine n° 1 et prenait tous les deux jours une douche anale à 35° centigrades.— Nourriture légère, eau de Vichy mêlée au vin; exercice modéré pour provoquer une douce transpiration; recommandation d'éviter la fraîcheur du soir : tel fut le traitement auquel fut soumis M. F... durant vingt-cinq jours. A son départ, le calme le plus parfait avait reparu; le flux hémorrhoïdal s'était également manifesté avec réserve, et depuis lors l'état d'amélioration s'est maintenu.

XXIVᵉ obs. — Mᵐᵉ D. de M... de P... (Dordogne), âgée de 21 ans, d'un tempérament lymphatico-sanguin et d'une constitution assez faible, bien que forte en apparence, vient à Ussat pour y être traitée d'une métrorrhagie passive accompagnée de constriction spasmodique dans les lombes, les hypochondres et le bas-ventre. L'excrétion sanguine n'a pas de cours régulier; Mᵐᵉ D. de M... a deux fois ses règles en un mois, et d'une époque cataméniale à l'autre, il n'y a que quatre jours d'arrêt pendant lesquels la perte est remplacée par une leucorrhée mêlée de stries sanguinolentes. La visite au spéculum me dévoile une ulcération granulée de la grandeur d'une pièce de 50 centimes sur la lèvre antérieure du museau de tanche.— Mᵐᵉ D. de M... est soumise à une cure hydrothermale (bains à 33°, douches vagino-utérines à 30°) combinée avec un traitement médico-chirurgical propre, d'un côté, à combattre l'état chloro-anémique de la malade, et, d'un autre côté, capable de résoudre la lésion organique. Après sept jours de balnéation (un seul bain par jour), l'écoulement sanguin s'arrêta et ne reprit que dix-sept jours après pour ne durer qu'une semaine. Pendant les trois premiers jours de la menstruation, suspension des bains. Cette fois, le calme fut de vingt-sept jours et l'action qui se manifesta fut normale. Il faut dire que, pendant tout ce temps de répit, nos soins devenaient de plus en plus assidus. Enfin, après cinquante-trois jours de séjour à Ussat, Mᵐᵉ D. de M... partit avec la douce espérance d'une guérison complète, à une prochaine cure thermale.

XXVᵉ obs. — Mˡˡᵉ F. S..., de Toulouse, âgée de 50 ans, est à l'époque de la ménopause; depuis deux ans elle fréquente en vain la station d'Ussat, et aujourd'hui elle se trouve atteinte d'une métrorrhagie passive qui l'inquiète d'autant plus qu'elle voit ses forces disparaître et sa santé s'altérer de plus en plus. Son teint est pâle; les chairs sont flasques et sa voix est à demi-voilée. Elle souffre, en outre, de douleurs névropathiques qui augmentent d'intensité avec la faiblesse occasionnée par ses pertes continuelles de sang. En ces moments même elle éprouve de violentes palpitations accompagnées d'une toux sèche et nerveuse qui ébranle son organisme; elle n'a pas d'appétit et dort très-peu. Enfin il y a chez elle une grande disposition à l'anémie cachectique. La marche est très-pénible. Tel est l'état de cette digne personne, lorsqu'elle se présente à moi. J'ordonnai des bains (un par jour dans le principe) à 34° centigrades; 7 des douches vagino-utérines à 33°, 30° et 25° alternativement. L'iodure de fer fut pris à l'intérieur. Tisane de quinquina gris édulcoré avec le sirop de digitale pourprée.— Le calme se rétablit au milieu de ce désordre symptomatique; mais comme la métrorrhagie ne se calmait pas, je proposai l'intervention chirurgicale. A ma première visite, je constatai une hypertrophie et une induration avancée (de nature squirrheuse) du col utérin; l'organe était pâle et décoloré. Tous les deux jours, je pratiquais des lotions avec la teinture d'iode pure, et peu à peu, à mesure que l'hémorrhagie se calmait, j'en vins à l'emploi de mon pulvérisateur, avec lequel je faisais pleuvoir sur l'organe affecté un mélange de teinture d'iode et de solution d'iodure de potassium. Après une cure de trente jours, Mlle F. S... quitta Ussat pour y revenir deux mois après. Durant son séjour à la ville, elle continua son traitement interne et suivit un régime tonique. La névrose générale avait disparu, la marche était non-seulement aisée mais salutaire; enfin, notre malade n'eut qu'une hémorrhagie de huit jours dans cet espace de deux mois. En septembre, nous avons eu l'honneur de lui prodiguer de nouveau nos soins, et aujourd'hui Mlle F. S... se trouve dans l'état le plus satisfaisant, car cette guérison étonnante s'est maintenue. Lorsque la malade quitta Ussat pour la deuxième fois, tout avait changé d'aspect: plus d'hémorrhagie, plus de douleurs névropathiques, plus de palpitations; la voix était sonore; le cœur battait normalement; plus de céphalalgie, bon appétit, retour des forces et de l'embonpoint, coloration du visage et des chairs; le col utérin avait repris son aspect naturel, il était rosé et mou sans être flasque. Enfin, au dire même des parents et des amis de Mlle F. S., il y a eu retour inespéré à la santé. Aujourd'hui cet état est encore le même.

Nous possédons une masse de faits plus ou moins dignes d'intérêt, concernant le sujet qui nous occupe, mais il suffit d'édifier le public et les confrères qui nous honorent de leur confiance sur la valeur des eaux d'Ussat et sur les indications thérapeutiques qui peuvent y être remplies à l'égard des diverses espèces d'hémorrhagies actives ou passives, constitutionnelles ou accidentelles, sympathiques ou symptomatiques qui viennent chercher dans nos eaux minérales un remède efficace et souverain.

Quant au mode d'action des eaux d'Ussat en cette circonstance, il est évident que leurs vertus hémostatiques sont principalement dues (nonobstant l'action directe et immédiate de l'élément minéralisateur) à la double puissance sédative et tonique qu'exerce, d'une manière générale et réflexe, le système nerveux du grand sympathique, et, d'une manière spéciale, la membrane vaso-nerveuse sur les grands troncs et les ramuscules vasculaires, lesquels, se répandant dans la trame intime des tissus, affectent dans la matrice une disposition anatomique particulière et exceptionnelle donnant aux altérations organiques de cette région un caractère pathologique exceptionnel, qui réclame presque toujours l'intervention sérieuse de l'art. C'est là ce que nous démontrerons en temps et lieu.

Nous devons, avant de passer outre, faire remarquer que les eaux d'Ussat peuvent être employées avec succès (mais à condition d'une direction et d'une surveillance pleines de sollicitude) contre les hémorrhagies cérébrales ou ventriculaires, entraînant après elles l'apoplexie, la paralysie générale ou l'hémiplégie. En voici un exemple concluant :

XXVIe OBS. — M. P... de N..., âgé de 63 ans, d'un tempérament bilioso-sanguin, d'une constitution robuste qui a résisté à une vie agitée et accompagnée de toutes sortes de satisfactions, a été atteint, vers le mois de mars 1863, d'une légère congestion cérébrale qui n'eut pas de suite fâcheuse. Son médecin, mon honoré confrère de Paris, M. Gendrin, l'envoya aux eaux d'Ussat où il ne séjourna que vingt jours. L'usage des bains amena un calme parfait ; la parole était devenue facile, la marche aisée, l'appétit normal. — M. P..., après les travaux de la campagne, retourna à Paris en mars 1864; mais à peine y fut-il arrivé qu'une nouvelle attaque d'apoplexie vint l'assaillir. Une médication appropriée à la circonstance et dirigée par M. Gendrin sauva une deuxième fois le malade. Recommandation spéciale lui fut faite de revenir encore à Ussat. En juillet dernier, M. P... se présenta donc dans mon cabinet pour réclamer mes soins. Il était pâle ; la parole était embarrassée, la déambulation pénible ; l'appétit, faible, était accompagné d'une constipation opiniâtre avec céphalalgie et coliques. J'ordonnai les bains à 31° centigrades, la boisson de l'eau minérale à la buvette n° 2 et des douches anales. Comme il avait adopté l'habitude des lavements, je la lui fis suspendre, et, pour obvier à la constipation, j'ordonnai au malade un bol de décoction de pulpe de tamarin, tous les matins à jeun. Après le bain, exercice modéré, mais obligatoire ; repas léger surtout celui du soir ; bon vin et eau ferrugineuse de Saint-Quilterie ; douche écossaise avec une calotte cirée ; douches anales. Après vingt-cinq jours de ce traitement, la santé revint, le corps reprit sa souplesse et son agilité (relative) ; les fonctions générales devinrent normales ; les selles, quotidiennes et faciles ; les forces se rétablirent. A son départ, après deux mois de séjour à Ussat, M. P..., de N..., est dans un excellent état qui ne s'est pas démenti.

Disons enfin, en terminant, que, *jamais et sous aucun prétexte*, aucune femme ne doit continuer l'usage des bains à l'époque cataméniale, si elle n'éprouve aucun désordre dans le flux menstruel. Dans l'*état normal*, je le répète, une femme ne doit pas se baigner pendant les trois premiers jours de son époque menstruelle. Les dangers les plus graves (1) sont inhérents à cette habitude vicieuse, coupable même.

Sont *autorisées* à continuer leur traitement balnéaire, sans inconvénient : 1° les dames qui éprouvent des souffrances très-grandes à l'invasion du flux menstruel, chez lesquelles cette excrétion sanguine est difficile, lente et douloureuse, ainsi que cela se passe dans la *dysménorrhée* ; 2° les jeunes personnes chlorotiques, qui n'ont pas eu encore leur première excrétion utérine, ou chez lesquelles ce flux a complétement disparu par une cause quelconque, comme cela a lieu dans *l'aménorrhée* (les anémiques sont dans la même condition et peuvent user de la balnéation *simple*) ; 3° les personnes qui, n'importe l'âge, sont sujettes à une métrorrhagie active ou passive irrégulière. Mais, dès le moment ou l'hémorrhagie aura cessé durant une période entière, la balnéation est prohibée à ces mêmes personnes qui rentrent dans la catégorie ordinaire.

Sont *contre-indiquées* pour les eaux d'Ussat : 1° toutes les hémorrhagies qui sont sous la prédominance d'une métastase congestive périodique, mais irrégulière, et dont on ne peut assigner le retour fixe, surtout lorsque ces congestions ont lieu vers la poitrine et le cerveau ; 2° les hémorrhagies pectorales et les hémoptysies greffées sur un tempérament scrofuleux ou tendant à la phthisie.

Sont encore *contre-indiqués* les épanchements de toute espèce. Ainsi, les épanchements de sang à la suite d'une blessure ou de la rupture de quelque vaisseau, les suffusions et épanchements métastatiques, les épanchements purulents et séreux, l'hydrocéphale, l'hydropéricarde, l'hydropisie ascite et les engorgements synoviaux des articulations ginglymoïdales (surtout) ne trouveront aucun soulagement à Ussat, en aucun cas. Les accidents concomitants seuls seront guéris.

(1) Je ne fais que signaler ici, en passant, les dangers graves de la balnéation durant l'époque critique des femmes, surtout lorsqu'elles s'exposent témérairement à prendre deux bains par jour, dans cette situation. Non-seulement la science, mais encore la raison, la décence et l'expérience *éclairée* condamnent cet usage comme funeste. Dans le courant de la saison de 1864, j'ai été consulté par huit personnes atteintes d'hémorrhagies formidables survenues à la suite d'une double balnéation pendant les règles. J'ai vu même des cas désespérants se présenter (par suite d'une coupable routine) dans les mêmes conditions. Que les malades se tiennent donc sur leurs gardes et qu'*elles rejettent* comme nuisible et pernicieux *tout avis contraire* !

IVe CLASSE.

AFFECTIONS NERVEUSES.

Les affections nerveuses de toute espèce forment la catégorie la plus importante et la plus intéressante des maladies pour la guérison desquelles on a recours à l'efficacité des eaux bicarbonatées calciques et sulfatées salines d'Ussat. Cette vieille et juste renommée repose sur des milliers de guérisons authentiques signalées et contrôlées par les médecins-inspecteurs de cette station; elle explique surtout la vogue actuelle de ces bienfaisantes eaux et nous montre leur vertu constamment la même contre les maladies nerveuses, quelles qu'en soient la nature, l'origine et la manifestation : *névroses*, *névralgies*, *névropathies*. La raison physiologique et thérapeutique de ces succès incontestables réside non-seulement dans la propriété élective spéciale des éléments minéralisateurs de l'eau agissant d'une manière directe sur les tissus vivants ainsi que sur l'appareil sensitif et moteur, mais encore et surtout dans son action électro-dynamique médicatrice et spécifique agissant d'une manière indirecte et réflexe sur le système nerveux ganglionnaire du grand sympathique qui préside à toutes les fonctions organico-vitales. Or, comme l'a avancé à juste titre mon honorable prédécesseur, « Ussat n'a pas encore dit son dernier mot, » et nous croyons fermement que l'hydrothérapie judicieusement appliquée, avec les progrès que lui ont imprimés les docteurs Fleury, Gillebert, d'Hercourt, L. J. Bégin, Bourguignon, Landry etc., fournira à la thérapeutique hydro-minérale de notre station les plus précieuses ressources.

Les divers travaux publiés, jusqu'à ce jour, sur Ussat, ne s'occupent guère que des désordres nerveux du centre encéphalo-rachidien et ne font allusion que d'une manière indirecte à la participation immense et presque absolue que prend le grand sympathique dans les troubles fonctionnels de la vie organique. C'est là une omission d'autant plus regrettable qu'il est impossible de se rendre un compte exact des névroses et des névropathies locales ou générales sans invoquer l'intervention directe du système nerveux ganglionnaire; c'est là aussi ce qui explique une masse d'erreurs de diagnostic et les désappointements résultant d'une méthode vicieuse; de là provient, enfin, le dissentiment des médecins, dont les uns ont avancé trop précipitamment que la plupart des affections du cœur pouvaient trouver à Ussat soulagement et guérison, tandis que les autres ont soutenu, à tort et contrairement à la réalité, « qu'aux eaux d'Ussat, on ne pouvait traiter aucune maladie du cœur. » Dans l'une comme dans l'autre de ces opinions (dans la dernière surtout qui n'est pas basée sur l'expérimentation scientifique et raisonnée des faits), il y a un vice de méthode. C'est même faute d'établir une distinction fondée sur les phénomènes physiologiques que l'on a erré dans le diagnostic, en donnant une fausse interprétation des cas pathologiques, et que, par une conséquence naturelle, on a fait une mauvaise application, comme agent thérapeutique, de nos eaux thermo-minérales. Le grand sympathique enlace dans ses plexus tous les organes de la vie végétative; il a une action immédiate et directe sur tous les actes ou fonctions de la vie organique et de la sensibilité interne, sur la circulation, sur les sécrétions et les excrétions, sur la nutrition enfin, qui est l'acte ultime, par excellence de la vie et de la conservation du corps : ce qui explique cette trépidation interne, cette anxiété, ces palpitations du cœur, ce trouble général de l'économie à la simple vue d'un objet agréable ou désagréable. Par là même aussi, c'est ce système nerveux qui est surexcité ou lesé, lorsqu'une de ces grandes fonctions est altérée ou suspendue. Telle est d'ailleurs la seule explication plausible de l'arrêt ou de la suspension d'une fonction importante de la vie par le seul fait d'une vive frayeur, d'une nouvelle fâcheuse, par exemple. C'est donc sur le grand sympathique que l'agent thérapeutique et, *dans l'espèce*, l'eau minérale d'Ussat agit, soit d'une façon directe (en boisson) par les plexus et les ganglions nerveux, soit d'une façon médiate et réflexe (en bains, en boisson et en douches), à l'aide des nerfs sensitifs de la peau et des muqueuses qui réagissent à leur tour sur le grand sympathique par l'intermédiaire de l'axe cérébro-spinal.

Cela compris, le lecteur saisira beaucoup mieux l'exposé qui va suivre et pourra se rendre compte du mode d'action réel et de la puissance vraie des eaux salutaires d'Ussat-les-Bains.

Sous le terme générique de *névropathie*, on ne doit pas entendre seulement « une disposition générale, originelle ou acquise, permanente ou accidentelle de l'organisme, se traduisant par une » grande impressionnabilité du système nerveux. » Ce mot a une signification pathologique plus étendue; il indique un état de souffrance réel, une altération vitale, fonctionnelle ou organique. Ce n'est pas seulement un simple accroissement ou une dépravation hypéresthésique de l'état physiologique (neurilité) ou de la sensibilité nerveuse normale (névrosthésie) ; il peut y avoir encore privation ou affaiblissement de cette sensibilité tant interne qu'externe (anesthésie), et alors le mot *névropathie* doit embrasser tout état anormal, toute modification, toute altération, toute affection enfin, tant du système cérébro-spinal sensitif et moteur que de l'appareil ganglionnaire (grand sympathique ou trisplanchnique).

Bien que beaucoup de maladies nerveuses trouvent aux eaux d'Ussat du soulagement, souvent même une entière guérison, il est néanmoins vrai de dire que la puissance de ces eaux varie suivant l'âge, le sexe, le tempérament, la constitution, l'idiosyncrasie individuelle et surtout suivant la nature, le siége et l'intensité de la maladie. Il convient donc d'établir des distinctions dans les genres et dans les espèces, afin de faire connaître d'une part quel est le degré d'affinité ou d'efficacité thérapeutique qu'ont les eaux d'Ussat pour telle ou telle affection nerveuse; d'autre part, quel est aussi le degré de réceptivité vitale et organique de l'économie corporelle dans telle ou telle condition pathologique ; d'un autre côté, enfin, quelle est la puissance médicatrice de ces eaux.

Les affections nerveuses qui réclament l'emploi des eaux d'Ussat se divisent en deux classes : les *névralgies* et les *névroses* (1), soit idiopathiques, soit symptomatiques et sympathiques. Ces deux classes ou ordres comprennent toutes les variétés pathologiques des centres nerveux, c'est-à-dire les névropathies sous toutes leurs formes et leurs transformations; soit qu'on les considère d'une manière isolée, ou liées intimement à une diathèse morbide quelconque ; soit qu'on les regarde comme un symptôme accidentel et passager ou comme une maladie réelle et essentielle, en un mot, comme une affection.

La *névrite* étant un état pathologique aigu très-rare (généralement dû à une cause traumatique), lequel, une fois passé à l'état chronique, est confondu avec l'élément *douleur* des phlegmasies tant des organes parenchymateux (foie, pancréas, rate, reins, poumons, glandes) que des organes viscéraux (estomac, intestins et tout l'appareil digestif), les indications thérapeutiques de cet état morbide rentrent dans la catégorie des phlegmasies ou inflammations des organes internes que nous étudierons bientôt.

Ier *Ordre* — NÉVRALGIES.

Le mot *névralgie* indique particulièrement un état de souffrance apparent, appréciable aux sens, dont l'existence peut être contrôlée. La douleur en est l'élément culminant, et celle-ci, généralement locale, suit le trajet du nerf où elle se fixe. La névralgie est idiopathique, sympathique ou symptomatique, seule ou liée à un état morbide vital ou organique. Elle attaque principalement les nerfs sensitifs, et ce n'est que par sympathie qu'elle se réfléchit sur les nerfs moteurs et sur l'appareil ganglionnaire du grand sympathique.

La névralgie symptomatique est presque toujours liée à une diathèse rhumatismale ; cet état névropathique s'appelle *rhumatalgie*, et peut se localiser n'importe dans quelle partie du corps, car tous les tissus sont accessibles à la douleur d'une manière directe et idiopathique ou d'une manière réflexe, indirecte, sympathique et symptomatique. Cette façon de considérer les faits pathologiques est seule capable d'expliquer le phénomène physiologique et pathologique des sympathies et des métastases nerveuses et fluxionnaires. Du reste, les dernières expérimentations de M. Claude Bernard viennent confirmer la justesse de nos appréciations pratiques, et la clinique hydro-minérale d'Ussat les rend désormais d'une authenticité irrécusable.

Nous venons de dire que les névralgies ont pour siége habituel les nerfs sensitifs fournis par le cerveau et la moelle épinière : nous ajouterons que c'est à l'aide d'un mouvement réflexe (dont le centre d'action se trouve dans l'axe cérébro-spinal) que les nerfs moteurs sont atteints secondairement ou *vice versâ*. D'un autre côté, les nombreuses anastomoses des nerfs sensitifs avec les nerfs moteurs et les plexus sympathiques expliquent anatomiquement l'irradiation des douleurs et l'influence de ces dernières (à l'aide d'une action réflexe) sur le cerveau, le cœur, l'estomac, les viscères thoraciques et abdominaux, notamment sur l'utérus.

Les névralgies de cette espèce qui se traitent avec le plus de succès à Ussat, comprennent trois genres.

Premier genre. — NÉVRALGIES FRONTALE, SOUS-ORBITAIRE, MAXILLAIRE ET FACIALE PROPREMENT DITE. — Il arrive parfois dans ces états nerveux que la douleur est accompagné de tics, c'est-à-dire de contractions fréquentes des muscles où s'irradie la douleur. Ces tics douloureux ont l'avantage de guérir radicalement, à Ussat, mais après plusieurs cures.

XXVIIe OBS. — Mme L..., de Paris, âgée de 55 ans, d'un tempérament nervoso-bilieux et d'une constitution délicate, est atteinte d'une névralgie de la branche ophthalmique du trijumeau; des douleurs très-vives se déclarent de temps à autre et l'obligent à abandonner ce qui fait en ce moment la l'objet de ses occupations; la souffrance est même si vive qu'elle lui arrache des larmes et la fait s'arrêter quand elle marche. Mme L... ne peut assigner une cause connue à sa maladie; seulement elle se rappelle que la première souffrance qu'elle a éprouvée date d'un jour d'hiver, au moment où elle passait sur le pont Henri IV, par un affreux brouillard, en sortant d'un appartement chaud.—Je soumets Mme L... à la balnéation à 35° centigrades, à l'usage des douches en pluie fine sur la région souffrante et à une douche spéciale chaude et froide (alternée) à jet unique et très-fin, en suivant le trajet de la branche orbito-frontale du nerf ophthalmique. Durant les premiers jours, il se déclare une exacerbation très-forte, pendant laquelle je modifiai mon traitement primitif auquel je revins peu à peu. En moins de vingt-cinq jours, Mme L... était dans un parfait état; les souffrances et les mouvements convulsifs des membres, qui se manifestaient pendant les grandes douleurs, furent amendés à un point tel qu'ils étaient devenus imperceptibles; car la névralgie était nulle, comparativement à l'état où se trouvait la malade lors de son arrivée. Au moment où j'écris ces lignes, Mme L... n'a pas encore vu se renouveler ses douleurs. Une seconde cure enlèvera tout.

XXVIIIe OBS. — Mme B..., de L... (Aude), est atteinte d'une névralgie intense de la branche sus-maxillaire du trijumeau; les douleurs, dont l'intensité est énorme, se renouvellent cinq ou six fois par jour; elles arrachent des plaintes profondes à la malade, qui est d'un grand courage et d'une patience sans égale. A un tempérament nerveux très-accentué, Mme B... joint une constitution assez robuste, quoique d'un frêle embonpoint. Cette névralgie est venue à la suite d'une fièvre typhoïde où Mme B... faillit perdre la vie et de laquelle elle n'a guéri qu'à la condition de conserver une douleur névralgique de la cinquième paire nerveuse. En effet, bien que les douleurs soient principalement concentrées dans le rameau maxillaire supérieur du trifacial, elles s'irradient néanmoins dans tout le côté (droit) de la tête, dans l'oreille, vers la mâchoire inférieure, jusque dans la région cervicale du même côté. — Ce cas, l'un des plus curieux que j'ai vus, me fournit l'occasion de constater la réalité de l'action réflexe qu'exercent les deux systèmes nerveux l'un sur l'autre. Comme la balnéation seule était insuffisante depuis trois ans que Mme B... fréquentait les eaux d'Ussat, cette dame se décida à venir me consulter. Alors, bien qu'il n'y eut en apparence aucune lésion du côté de l'appareil utérin, j'acquis la conviction qu'il existait dans cette région un état d'hypéresthésie naturelle qui contribuait à l'entretien de la névralgie; car celle-ci éprouvait une véritable recrudescence à l'époque cataméniale. J'ordonnai donc à Mme B... un bain (à 33° centigrades) par jour, le matin; l'après-midi, je lui administrai moi-même une douche à pluie d'abord, à jet unique ensuite, fin et délié dans le principe, mais plus fort vers les derniers jours du traitement. Mme B... n'a pris que dix douches en tout et trente bains : la cure néanmoins a été assez complète, et l'énormité du fait médical réside toute dans les circonstances qui ont précédé, accompagné ou suivi cette cure vraiment merveilleuse et exemplaire dans les annales de l'hydrologie médicale.

Mme B..., avons-nous dit, était venue inutilement pendant trois années consécutives à Ussat. Je tenais beaucoup à ce qu'il n'en fût pas de même une quatrième fois. La balnéation fut donc employée seule pendant dix jours (un bain par jour, prolongé de temps à autre) ; après ce temps, je combinai le système des douches avec la balnéation, et, ne perdant jamais de vue l'action électro-dynamique des eaux d'Ussat, j'entrai en toute confiance dans la voie expérimentale que voici : je dirigeais le jet de la douche (d'un demi-centimètre de diamètre environ), tantôt froide, tantôt chaude, d'abord sur l'endroit d'où le nerf maxillaire supérieur émerge du trou sous-orbitaire pour répandre ses nombreux rameaux ; de là, je promenais le jet sur toute la joue et enfin je l'arrêtais de nouveau au-devant du tragus, à l'endroit où le nerf facial (septième paire) fournit à la face sa branche temporo-maxillaire. En ce moment, il se déclarait une forte secousse dans tout l'organisme, à l'instar de l'effet d'une décharge électrique. Je dirigeais enfin le jet sur le ganglion cervical supérieur (derrière le maxillaire inférieur), et soudain une scène étrange se manifestait, à chaque épreuve (que je renouvelai six fois) : la malade devenait raide de tout son corps; la doucheuse, présente à cette opération, était forcée de la soutenir; bientôt, à cette raideur presque tétanique succédaient des plaintes, des pleurs, des contorsions hystériformes ; les paupières clignotaient, les larmes coulaient, les mâchoires s'entrechoquaient ; le désordre le plus complet allait en croissant à mesure que la douche se prolongeait. Je continuais jusqu'à la syncope. Une fois arrivé à ce degré, je suspendais la douche. La malade était alors portée dans un appartement où de nouveaux soins lui étaient prodigués. Mme B... revenait à elle, ordinairement vingt minutes à partir de la cessation de la douche, et rentrait à son domicile lentement et avec peine. Une heure après, toute incommodité avait disparu; la malade reposait tranquillement, la nuit; l'appétit redevenait normal; les paroxysmes se faisaient de plus en plus rares. A la sixième douche tout symptôme spasmodique avait cessé. Au mois d'octobre, j'eus l'honneur de revoir Mme B... : elle n'avait rien ressenti encore de ses précédentes incommodités. Au moment même où j'écris ces lignes (mai 1865) elle va parfaitement.

Que s'est-il donc passé en cette circonstance ? à quoi sont dus ces symptômes, effrayants pour quelqu'un qui n'en aurait pas saisi la raison ? à quoi cette guérison surprenante peut-elle être rapportée ?... Voici : 1° la balnéation a été insuffisante, et les douches combinées sont venues aider l'efficacité des eaux, en *en généralisant l'action électro-dynamique*; 2° l'appareil symptomatique nous a dévoilé une hypéresthésie sympathique des plexus sacrés et hypogastrique, sur laquelle les eaux d'Ussat ont une action électro-dynamique spéciale ; 3° enfin la névralgie sus-maxillaire a été guérie, parce qu'elle n'est devenue qu'un symptôme névropathique local lié à l'affection nerveuse générale complétement amendée par nos eaux thermo-minérales.

Nous pourrions citer encore plusieurs cas de ce genre, mais nous ne voulons pas augmenter le volume de ce travail qui n'est fait que pour édifier médecins et malades sur la valeur thérapeutique des eaux d'Ussat.

Deuxième genre. — NÉVRALGIES intercostale, cubito-digitale, ilio-scrotale, fémoro-poplitée (sciatique, goutte sciatique, rhumatisme nerveux ou goutteux), fémoro-prétibiale et plantaire.

XXIXe OBS.—M. l'abbé B..., curé à X..., âgé de 52 ans, d'un tempérament bilioso-nerveux, d'une bonne constitution, vint à Ussat pour une névralgie s'irradiant de l'échancrure sciatique jusqu'à l'extrémité de la face dorsale du pied droit ; les douleurs étaient vives et rendaient la marche pénible. Une première cure de vingt bains à 35° apporta beaucoup de soulagement. M. l'abbé B..., rappelé par les devoirs de son ministère dans sa paroisse, ne revint qu'un mois après. — Pendant la deuxième cure, la balnéation à 33° est alternée avec une douche verticale (2 centimètres de diamètre)..—La guérison fait des progrès, et, à son départ, l'abbé B... marche avec assurance ; les douleurs ont disparu ; il ne reste qu'un léger fourmillement dans le trajet du nerf sciatique, qui cesse bientôt après, à l'aide de frictions sur la partie, avec la brosse électrique d'Hoffmann.

XXXe OBS. — Le nommé Alfred S..., de Saint-Girons, âgé de 23 ans, d'une constitution délabrée par la souffrance, d'un tempérament lymphatico-bilieux, se présente à nous dans un état piteux : il marche avec deux béquilles, et, au premier bain, on est obligé de le descendre dans la baignoire. Il est atteint d'une double névralgie fémoro-poplitée et fémoro-prétibiale; tout le membre pelvien gauche est envahi en entier ; les douleurs sont permanentes au point que la déambulation et même la station sont impossibles, vu la rétraction du membre atrophié. — J'ordonne un bain prolongé à 34° centigrades et j'associe à la cure thermale l'usage du sirop de quinquina, avec la tisane de houblon. L'appétit devient meilleur, le sommeil est plus calme, le membre s'assouplit et la station est possible. Quinze jours suffisent pour permettre au malade de marcher avec une seule béquille. Je combine l'emploi des douches avec la balnéation à 32° et je promène moi-même avec ménagement la chute d'eau sur le membre malade. Aux premières épreuves, les douleurs se réveillèrent; mais nous fîmes suivre la douche de la balnéation. Par ce moyen, la surexcitation se calmait immédiatement, en sorte que, à mesure que nous avancions dans le traitement, les douches furent tolérées. Après la quinzième, Alfred S... marchait avec un simple bâton ; le membre pelvien reprit son embonpoint presque normal; à son départ, le malade vint me remercier sans soutien. Ce fut là pour l'inspecteur une bien douce récompense de la part de ce malheureux indigent, auquel la souffrance rendait la vie insupportable.

Troisième genre. — Sont ici comprises les *rhumatalgies internes* et les *névralgies anormales ou métastatiques* qui se répercutent sur les organes des sens, sur les viscères abdominaux et les organes parenchymateux : telles que la gastralgie, l'entéralgie, la céphalalgie, l'odontalgie, l'otalgie et la rhumatalgie proprement dite. Mais nous reviendrons sur ces espèces névralgiques, que nous préférons ranger parmi les névroses où elles trouvent naturellement leur place.

IIe *Ordre.* — NÉVROSES.

La *névrose* indique plus qu'une douleur. C'est une affection réelle qui lèse le nerf, non-seulement dans son élément histologique, comme cela se passe dans la névralgie, mais encore dans sa fonction. Les névroses comprennent divers ordres, genres et espèces morbides qui tendent plutôt à se généraliser qu'à se localiser. Elles envahissent parfois même l'économie entière, et, quoique les symptômes pathognomoniques qui les accompagnent soient parfois vagues et variables, il sera néanmoins toujours impossible de confondre une névrose des sens avec une névralgie quelconque, ou avec une névrose des organes de la respiration, de la circulation ou de la nutrition, encore moins avec une maladie de l'appareil nerveux de la locomotion. En un mot, les névroses sont au grand sympathique ou système nerveux ganglionnaire et trisplanchnique ce que les névralgies sont aux nerfs sensitifs et, par sympathie, aux nerfs moteurs. Elles sont aux fonctions vitales et organiques du corps ce que les névralgies sont à l'instrumentation des organes de la sensation et du mouvement.

Un autre caractère différentiel existant entre les maladies de ces deux appareils nerveux, c'est que la névralgie affecte en général un caractère de constance et de fixité organiques, tandis que les névroses sont plutôt vitales. Celles-ci varient dans leur siége qui n'est qu'accidentel et qui change suivant une infinité de circonstances qu'on ne peut ni prévoir, ni déterminer au juste; leurs symptômes sont très-mobiles, mais ils ne donnent jamais le change à un esprit observateur et judicieux ; car, derrière cet appareil symptomatique protéiforme, se dresse sans cesse l'élément nerveux qui constitue l'affection. Pour n'en citer qu'un seul cas, nous indiquerons l'hystéricie qui revêt tant de formes variées, et la chlorose dont la symptomatalogie a sans cesse donné lieu à des appréciations si disparates. Mais, ce n'est point ici le lieu de discourir sur l'obscurité de la pathogénésie des névroses : nous avons hâte de faire l'exposé sommaire de celles d'entre ces maladies qui réclament plus spécialement l'emploi des eaux d'Ussat.

Parmi les névroses, les unes ne s'adressent qu'au principe vital et ne se manifestent que par un trouble fonctionnel sans lésion appréciable; les autres, bien qu'ayant un retentissement plus direct dans tout l'organisme, se rattachent plus particulièrement à un désordre fonctionnel de la vie organique ou animale ; d'autres sont entretenues par la présence d'une lésion matérielle appréciable aux sens et deviennent alors une gênante complication ; d'autres enfin constituent un genre encore peu connu de désordres pathologiques des organes abdominaux : nous voulons parler des maladies du système veineux de la veine-porte et de ses annexes, spécialement dues à une affection nerveuse du grand sympathique et des nombreux plexus enlaçant de toutes parts les viscères abdominaux et notamment la veine-porte, qui joue le rôle principal dans toutes les maladies organico-vitales de cette région.

Les névroses sont donc naturellement divisées en névroses générales et névroses spéciales : 1° selon qu'elles semblent attaquer, ou qu'elles attaquent réellement tout le système nerveux de l'organisme, c'est-à-dire selon qu'elles exercent une influence simultanée sur les nerfs sensitifs, moteurs et sympathiques; 2° selon qu'elles se localisent dans un organe, une région ou une partie limitée du corps.

Art. 1er. — Névroses générales. — Parmi les névroses générales, les unes atteignent plus particulièrement le système nerveux cérébro-rachidien, les autres l'appareil ganglionnaire ; d'autres, après avoir enrayé les fonctions digestives, assimilatrices et nutritives, tiennent sous leur domination les deux systèmes nerveux, et pervertissent les sécrétions et les excrétions, ou finissent par porter un trouble profond dans l'appareil sensitif et locomoteur.

Du premier genre, sont la chorée, l'épilepsie, la catalepsie, les délires de toute espèce, certaines vésanies ; dans le deuxième genre, se rangent les névroses des organes de la digestion, de l'assimilation, de la circulation, de la nutrition ; dans le troisième et dernier genre se classent, d'abord la *chlorose* (dont la dénomination n'indique nullement l'importance nosologique), ensuite la mélancolie ou lypémanie, soit hystérique, soit hypochondriaque, soit vésanique ou accompagnée d'une altération des facultés intellectuelles et affectives.

Or, ces diverses affections devant trouver ailleurs une application particulière des eaux d'Ussat, je ne m'arrêterai ici qu'à l'étude de celle d'entre elles qui est la plus répandue de nos jours, soit dans le pauvre peuple, soit dans la haute société, comme contraste frappant entre la misère et la fortune, la disette et l'abondance : je veux parler de la chlorose, qui indique un état de faiblesse et de délabrement corporels dont les conséquences inévitables sont l'anémie, l'hydro-émie et la cachexie nerveuse, lorsque les progrès du mal ne sont pas promptement et habilement enrayés.

Le présent article sera donc entièrement consacré à l'étude détaillée de la *chlorose* et des diverses formes qu'elle peut revêtir, au point de vue des indications thérapeutiques des eaux thermo-minérales d'Ussat-les-Bains.

La chlorose a donné lieu, en tout temps, à diverses interprétations dont nous ne discuterons point ici l'importance pathologique.

Baillou, Sydenham, Astruc et Cullen l'on souvent confondue avec l'hystérie ; les humoristes modernes l'ont regardée comme une dyscrasie sanguine ; Pinel attribua, plus tard, cette maladie à la suppression ou à la rétention des menstrues et plaça son origine dans la dysménorrhée ou dans l'aménorrhée ; Boisseau pensait qu'elle était une conséquence directe d'une altération vitale et chimique (la confondant en cela avec la chloro-anémie et l'hydroémie) ; M. Roche, avec Cabanis et Franck, l'attribua à une asthénie des organes génitaux. Néanmoins, Bordeu avait déjà évité ces erreurs, en enseignant que les *pâles couleurs* (chlorose) observées indifféremment chez les femmes mariées et chez les filles atteintes d'un vice quelconque du flux menstruel (aménorrhée, dysménorrhée, métrorrhagie), étaient principalement dues à une *dépravation de l'estomac et des intestins*. L'éminent professeur de Montpellier n'avait dévoilé la vérité qu'à demi; mais il avait tracé la voie à suivre. F. Hoffmann, Gardieu, Hamilton, partageaient la même opinion. Stahl, le premier, a rangé cette maladie parmi les affections spasmodiques des organes abdominaux et a fait intervenir la veine-porte comme jouant le principal rôle en cette circonstance. Le profond clinicien de Halle était le plus près de la réalité pathologique ; mais il n'avait pas encore entrevu les choses sous leur véritable jour : ce devait être l'œuvre de notre époque !

Les travaux de MM. Trousseau, Pidoux et Blaud sont venus jeter une plus vive clarté sur la véritable interprétation pathognomonique de la chlorose, et l'on s'accorde généralement aujourd'hui à voir dans cette affection un état particulier d'éréthisme; mais cette expression était encore trop vague. M. Raciborski a démontré que les troubles des fonctions utérines doivent être regardés plutôt comme consécutifs que comme précurseurs de la chlorose; ils en sont l'effet direct et non la cause obligée. Sont venus enfin les travaux de MM. Colombat, Le Bâtard, Jolly, Burcq, Putégnat, Becquerel, Fuster, Rodier, Auphan, Courty et Nonat, qui prouvent scientifiquement et expérimentalement que la chlorose est une maladie ayant primitivement son siége avec son point de départ dans le système nerveux et « déterminant consécutivement des troubles de la digestion, de la menstruation et de la circulation (1). » Mais c'est là encore une théorie trop générale, et nous allons nous efforcer de porter notre part de lumière dans une question délicate et difficile de médecine pratique, appliquée à l'hydrothérapie.

Pour nous, la chlorose tire son origine d'une *déperdition de l'influx vital*; c'est, en d'autres termes, une névrose générale ayant son point de départ dans un désordre du système nerveux ganglionnaire, lié à un vice fonctionnel du système veineux abdominal et s'irradiant par ses effets sur l'économie entière. Par suite, voici

(1) *Voyez* Auphan, Traitement hydro-minéral de la chlorose, etc. Paris, in 8°, 1864.

les symptômes progressifs de la chlorose : hyposthénie et asthénie abdominales; ralentissement et perversion dans les fonctions digestives; borborygmes; renvois et vents; diarrhée et lienterie, coliques (parfois); absorption imparfaite des sucs alimentaires; chylification vicieuse; sanguification hépatique et pulmonaire incomplète et anormale; dyscrasie générale; engorgement des ganglions mésentériques; altération des fonctions pancréatiques, hépatiques et spléniques; perturbation du flux menstruel (dysménorrhée, aménorrhée, hémorrhagie passive, leucorrhée, hypertrophie congestive du col utérin, etc.); anxiété générale, tristesse; humeur versatile, sombre et prompte à s'exaspérer; palpitations; fatigue générale; sommeil de plomb troublé par des songes pénibles, cauchemar; altération des sens; surexcitation vive, bien que légère, par les impressions subites; hypéresthésie générale par la diminution de la tonicité. En outre, sous l'influence de cet état chlorotique, l'innervation n'étant plus en équilibre avec la sanguification, il se manifeste des symptômes névropathiques, parfois effrayants dans leur ensemble, allant jusqu'à la syncope; les forces radicales sont sapées après de vives souffrances; la marche finit par devenir impossible, ainsi que la station elle-même, sans un soutien; les chairs se décolorent peu à peu et deviennent flasques; la sensibilité externe diminue en raison directe de l'augmentation de l'exaltation de la sensibilité interne; le pouls est petit, serré, tendu et filiforme; les extrémités s'enflent, l'œdème devient peu à peu général, les organes dépérissent dans l'anémie et la cachexie nerveuse les plus complètes; le nœud vital est rompu; l'organisme se refuse à tout fonctionnement, la vie s'éteint et la mort met un terme à cette scène pathologique désolante.

Il importe donc de prévenir une semblable affection, par l'hygiène, l'exercice et une médication prophylactique rationnelle, avant qu'elle n'ait manifesté sa funeste influence.

Des opinions diverses émises sur la chlorose, il est résulté une grande variété dans le choix des agents thérapeutiques, dont les plus importants et le plus généralement répandus sont les *martiaux*, associés aux *amers*, aux *toniques* et à des moyens hygiéniques sévères et intelligents. Pour ce qui est spécialement de la médication ferrugineuse, comme elle ne s'adresse uniquement qu'à l'élément anémique et hydro-émique, les effets qu'on en a obtenus n'ont été que trop souvent négatifs. La raison de cette impuissance est bien évidente : elle est particulièrement due à l'inefficacité du fer sur l'élément nerveux. Voilà aussi d'où provient la bonne fortune et la grande vogue hydrothérapique de certaines eaux minérales, de celles d'Ussat surtout, dont l'action sur le système nerveux est des plus énergiques.

Parmi les stations dont les eaux ont une action salutaire sur le chlorose, il est incontestable que la station d'Ussat peut sans contredit être placée au premier rang : 1° par la puissance curative réelle que ses eaux possèdent à un haut degré contre les affections nerveuses et spécialement contre les névroses des appareils de la vie organique ; 2° par la pureté et la douce fraîcheur de son atmosphère convenablement chargée d'ozone ; 3° par l'influence vivifiante et tonique de l'insolation bienfaisante de cette délicieuse vallée dont l'aspect élève l'âme et réjouit le cœur; 4° par la possibilité qu'on a, à Ussat, de combiner l'action excitante et résolutive des douches avec une balnéation calmante et antispasmodique à toutes les températures ; 5° par la facilité d'associer la médication hydro-thermale avec l'eau ferrugineuse de Sainte-Quitterie ou de Saurat, ainsi qu'avec une bonne alimentation, une médicamentation rationnelle, une douce hygiène et la gymnastique.

Les annales d'Ussat surabondent de cas de guérison lente, mais radicale, de la chlorose. Depuis, surtout, qu'il est possible de combiner l'hydrothérapie ou l'usage de l'eau minérale en douches et en boisson avec la balnéation, les résultats obtenus sont bien plus efficaces et bien plus probants. Quoi qu'il en soit, la chlorose est une affection nerveuse dont les signes névropathiques sont des plus manifestes et le diagnostic des plus positifs. En méconnaître la nature et l'existence est chose désormais impossible, et l'hydrologie médicale doit compter cet état morbide au nombre de ses plus éclatants triomphes.

ART. 2. — NÉVROSES SPÉCIALES. — Huit genres comprennent les diverses névroses composant cette catégorie de maladies nerveuses curables à Ussat-les-Bains.

Premier genre. — NÉVROSES DES SENS. — Tous les organes des sens sont susceptibles d'être atteints par des affections nerveuses contre lesquelles les eaux d'Ussat ont une efficacité étonnante. Pour s'en convaincre, on n'a qu'à lire les nombreuses observations publiées par tous les médecins qui ont écrit sur cette matière.

Première espèce. — NÉVROSES DE L'ORGANE DE L'OUÏE. — Les névroses de l'organe de l'ouïe sont : la dysécée, la paracousie, le tintouin et la surdité (soit par lésion du nerf acoustique ou du ganglion otique, soit par sympathie d'une névralgie de la cinquième ou de la septième paires). Ces maladies de l'organe auditif ont été soumises sous mes yeux, avec le plus grand succès, à une cure par nos eaux minérales. En ces divers cas, la balnéation ne suffit pas. J'ai employé avantageusement les injections à jet direct et unique, à jet en pluie fine, ou à jet pulvérisé (soit avec de l'eau minérale, soit avec une substance émolliente ou stimulante) dans la trompe d'Eustache ou dans le conduit auditif externe.

XXXIe OBS. — Mlle S..., de G... (Hérault), âgée de 32 ans, éprouve de légers bourdonnements dans l'oreille droite, accompagnés de céphalalgie partielle et de tintements qui augmentent avec le temps humide et les brouillards ; la malade craint une surdité complète. Sa santé est très-bonne d'ailleurs, en dehors de quelques douleurs qu'elle éprouve à l'approche des règles, et de quelques pertes blanches après l'époque cataméniale. Je m'assurai d'abord que l'affection utérine n'entrait pour rien dans la névrose de l'ouïe sur laquelle je portai particulièrement mon attention. Dans le but de traiter d'un seul coup les deux états morbides, j'ordonnai la balnéation à 32° et je pratiquai, tous les jours, une injection (à l'aide du pulvérisateur Lüer) avec quelques gouttes de teinture de jusquiame dans 10 grammes d'eau minérale, à 38° d'abord, et puis à 33° centig. Au bout de vingt jours de ce traitement combiné, Mlle S... se trouva dans un état satisfaisant. L'excrétion menstruelle s'effectua sans aucune souffrance, et les symptômes de la névrose de l'ouïe s'évanouirent. Après quelques jours de repos, le traitement fut repris ; les injections avec le pulvérisateur furent faites avec une solution de 10 gouttes de teinture d'iode dans 5 grammes d'eau minérale à 30°, pour tonifier la muqueuse auriculaire. Au dixième jour, Mlle S... partait heureuse et contente d'être débarrassée de sa *dysécée*, de son *tintouin* et de sa *paracousie*.

XXXIIe OBS. — M. G. T..., d'Alby, âgé de 36 ans, d'une bonne constitution, vient à Ussat pour une *paracousie double* avec discordance dans la perception des sons dans les deux oreilles ; si bien que, ne sachant laquelle des deux était malade, je les soumis l'une et l'autre à une injection pulvérisée, alternée avec une douche écossaise (la tête étant recouverte d'une toile cirée). Après vingt-cinq jours de traitement, M. G. T... partit en voie complète de guérison.

Deuxième espèce. — NÉVROSES DE LA VISION. — Les névroses de la vision curables à Ussat sont : la berlue, la diplopie, l'héméralopie, la nyctalopie et l'amaurose névropathiques sans lésion matérielle.

XXXIIIe OBS. — Mme M..., d'Auteuil (Paris), âgée de 46 ans, m'est adressée par un digne confrère de la capitale. A un tempérament nervoso-sanguin, elle joint une constitution assez forte et un caractère vif. Elle est atteinte d'une névralgie occipitale s'irradiant dans les plexus cervical et laryngé supérieur; à cela se surajoute une paracousie de l'oreille droite, et un affaiblissement de la vue dans l'œil du même côté. Il était évident que, par sympathie, la lésion des plexus cervical et laryngé se portait au moyen des ganglions otique et ophthalmique sur les nerfs optique et acoustique. Mme M... fut donc soumise à un traitement combiné très-minutieux : 1° balnéation à 32° centigr.; 2° injections dans l'oreille avec le pulvérisateur Lüer (qu'elle avait apporté de Paris) ; 3° douche à jet vertical sur les branches frontales du nerf ophthalmique. Après quelques jours de ce traitement actif, il survint une vive surexcitation du côté de la tête. J'administrai un purgatif et une mouche de Milan sur la région syncipitale externe, cinq travers de doigts au-dessus du sourcil de l'œil atteint d'amaurose. Pendant ce temps, le traitement hydro-minéral avait été repris (bains et injections dans l'oreille, douches sur le trajet du nerf ophthalmique). Quarante-cinq jours après cette médication exactement et régulièrement suivie, Mme M... quitta notre station thermale pleinement satisfaite.

Les névroses de la peau ont été déjà étudiées dans la première classe de notre cadre nosologique. Quant à celles des organes de l'olfaction et du goût, nous ne pouvons encore en parler que d'une manière très-générale, et (par analogie) faire entrevoir pour ces maladies les mêmes succès que pour celles déjà citées dans les deux premières espèces dont nous venons de faire mention.

Deuxième genre. — NÉVROSES DES FONCTIONS CÉRÉBRALES.—Ce genre nouveau de névroses comprend cinq espèces principales qui trouvent dans les eaux d'Ussat un remède des plus salutaires. Ce sont : 1° les affections comateuses (apoplexie, catalepsie, épilepsie (accidentelle); 2° les vésanies (hypochondrie, mélancolie et lypémanie, somnambulisme, cauchemar) ; 3° les vertiges ; 4° le tremblement alcoolique et le *delirium tremens*; 5° enfin, la déptomanie ou soif (maniaque) des ivrognes.

XXXIVe OBS. — M. J..., de Toulouse, a eu une attaque d'apoplexie en 1863, et, depuis cette époque, malgré les soins intelligents de M. le docteur X...,il est enclin à un état comateux bien marqué. Non-seulement le malade (âgé de 50 ans, d'une constitution forte et d'un tempérament nervoso-sanguin) est dans un état de somnolence presque continuel, mais encore dans ce *coma vigil* il est manifeste qu'il existe en lui une propension certaine à une nouvelle congestion. Les symptômes les plus saillants comme indication formelle pour les eaux d'Ussat, sont : 1° une constipation opiniâtre qui ne cède que par l'usage des pilules d'Anderson, ou des lavements laxatifs; 2° l'état d'hypéresthésie incessante dans lequel le malade se trouve, malgré la somnolence à laquelle il ne peut résister. On observe chez lui, de temps à autre, des soubresauts nerveux, des mouvements spasmodiques indiquant une lésion de l'axe cérébro-spinal. J'ordonne la balnéation à 32° centigr. de 35 minutes seulement, avec affusion d'eau froide sur la nuque pendant le bain. Le bain, pris le matin, est alterné avec une douche sur la nuque, le soir. Nourriture légère, exercice en voiture et à pied. — Au quinzième jour, l'état comateux a disparu en grande partie, les spasmes ont cessé, l'œil est devenu plus vif, la parole est plus prompte, l'appétit a reparu; il y a une différence réelle entre la veille et le sommeil. La cure se prolonge encore pendant vingt jours. Bains à 30°; douches en pluie écossaise (avec calotte de toile cirée sur la tête); exercice plus prolongé. Le sommeil de la nuit dure dix heures, et, pendant la journée, il ne se manifeste plus aucune envie de dormir. Le bien-être se continue, les digestions sont bonnes, les selles faciles, la marche et la parole deviennent aisées. M. J... repart d'Ussat, avec l'espoir de reprendre ses occupations commerciales.

XXXVe OBS.—M. de Th..., de C... (Aude), est d'un tempérament nervoso-bilieux; il est sec et d'un teint olive. Peu d'appétit, mauvaises digestions, sommeil difficile, constipation habituelle, borgorygmes, douleurs vagues dans les hypochondres, anxiété générale, tristesse, céphalalgie, misanthropie, parole brève et sèche, état nerveux se traduisant par des mouvements vifs, saccadés, et un regard étincelant par moments. M. de Th... est âgé de 54 ans; à une constitution frêle, il joint un moral des plus mélancoliques. A ce désordre de l'appareil du grand sympathique et de la circulation de la veine-porte était enfin venue se joindre une douleur sciatique des deux jambes. C'était une réelle hypochondrie ou lypémanie abdominale.

M. de Th... était allé faire une cure à Carcanières, avant de venir à Ussat, où il arriva le 12 juillet. Les eaux fortement sulfatées sodiques de ces sources minérales avaient produit sur le malade une action cathartique salutaire en fluxionnant le mouvement des humeurs vers le gros intestin et en traitant d'une manière énergique l'opplétion ou mieux encore la pléthore abdominale. M. de Th... arriva donc à Ussat dans la situation indiquée ci-dessus, moins la constipation qui avait fait place à une diarrhée mécanique : suite naturelle d'un traitement minéral par les eaux de Carcanières. — Je soumets le malade à une balnéation parfois prolongée à la température de 38° centigr. Nourriture légère, peu de vin, beaucoup d'exercice. — Au bout de quinze jours, j'ajoute les douches anales et rectales, qui apportent une modification instantanée dans les désordres abdominaux. Boisson de l'eau de la fontaine n° 1, deux verres par jour. — Le 31 juillet, M. de Th... se trouve à merveille; les symptômes sus-énoncés se réduisent à une légère mélancolie et à un peu de faiblesse générale, malgré les précautions prises contre l'influence hyposthénisante de nos eaux. — La balnéation est continuée à 32 degrés. Mais la cure fut suspendue par une nouvelle subite, qui força le malade à revenir auprès de sa famille. M. de Th... partit le 10 août dans un parfait état, se promettant de venir remercier nos eaux en 1865.

XXXVIe OBS. — M. X..., de Foix, arrive à Ussat porteur d'une affection nerveuse des plus compliquées; c'est une névrose qui envahit le système vivant en entier. Le malade est âgé de 32 ans, d'un tempérament bilioso-nerveux, d'une constitution assez robuste; il a l'œil fixe et le regard hébété; la parole est difficile, l'intelligence obtuse; les sensations sont vagues; le jugement est nul. X... est tourmenté par une soif ardente. Depuis six mois environ, il lui est impossible de remplir ses fonctions; il ne peut pas même écrire sous la dictée; toute occupation assidue l'énerve et lui occasionne des spasmes inquiétants. Sa mère me l'amène et me met au courant de cette affreuse maladie. X... ne répond que très-mal à mes questions. Des douleurs névralgiques se propagent de la région syncipito-occipitale dans tout le corps (au dire du malade). La vérité est que, par suite de l'abus des boissons alcooliques, de l'absinthe notamment, X... a été longtemps atteint du *delirium tremens*, c'est-à-dire d'un tremblement nerveux général avec déptomanie : ces symptômes ont fait place à une névrose qui s'adresse à toutes les fonctions de la vie et aux facultés intellectuelles. Le malade a besoin d'un guide pour tous ses actes, pour suivre son traitement thermal principalement.—J'ordonne la balnéation à 32 degrés, alternée avec une douche verticale (le long de la colonne vertébrale) ou avec une douche écossaise. Boisson de l'eau de la fontaine n° 1; frictions sèches le long du dos et des membres inférieurs, deux fois par jour. Pendant les trente-cinq jours qu'a duré ce traitement, l'amélioration se faisait sentir graduellement; après dix bains et cinq douches, la parole était plus nette et les gestes se trouvaient plus en harmonie avec la pensée; les mouvements nerveux étaient moins saccadés; l'œil n'était plus voilé et le regard avait pris de l'expression. Au vingtième bain, X... m'apporta une page écrite de sa main : chose qu'il n'avait pas faite depuis longtemps. Bientôt il se promène seul; l'appétit est bon; les digestions sont faciles et le calme renaît par tout le corps. Après quarante bains et vingt-cinq douches, X... quitte

Ussat dans un état satisfaisant, nous faisant espérer à tous qu'il pourra reprendre ses occupations de cabinet.

XXXVIIe OBS. — M. J. Av..., de Barcelone (Espagne), âgé de 59 ans, d'un tempérament nervoso-bilieux, est atteint, par suite d'abus de boissons alcooliques, d'une affection nerveuse consistant en un tremblement continuel de la tête, accompagné de spasmes cloniques des bras, de douleurs articulaires et intercostales, d'embarras gastrique, de constipation et de céphalalgie. Je diagnostique un état pathologique de la moelle allongée s'irradiant dans les ganglions et les plexus cervicaux, dans les plexus brachiaux et les nerfs intercostaux. Les mains du malade étaient dans un tremblement incessant, comme la tête; la parole était saccadée; M. Av... ne pouvait écrire. — J'ordonne l'usage des bains à 34° centigr., alternés avec des douches écossaises, et la boisson de l'eau de la fontaine n° 2.— Quinze jours se passent sans changement sensible, lorsque tout à coup il se déclare une sédation de plus en plus grande. — M. Av... devient calme, ses tremblements cessent, et, avant de quitter Ussat, il écrit à sa famille pour lui annoncer son retour.

On trouve dans les auteurs qui ont écrit sur notre station des cas de catalepsie et d'épilepsie guéris par nos eaux bicarbonatées calciques. Je signale ces maladies par induction, comme pouvant y être traitées avec avantage, mais je n'ai aucun exemple à indiquer encore à l'attention du public et de mes confrères.

Une mention particulière devait être nécessairement réservée à ces affections spéciales, auxquelles on donne en général le nom de *maladies mentales*: affections dont l'étiologie et la pathogénésie ont provoqué tant d'interprétations diverses. Pour les uns, en effet, pas d'affection mentale sans lésion organique, pas d'aberration du principe pensant sans désordre physique préalable; pour les autres, au contraire, lésion vitale toujours préexistante à ce genre de maladies et désordre organique appréciable rarement coexistant; pour d'autres, enfin, pas de lésion organique essentielle, mais simplement aberration intellectuelle primitive, avec altération vitale ou fonctionnelle consécutive. Il est vrai que ces derniers, parmi les nosographes, admettent, dans quelques cas exceptionnels, un désordre matériel et sensible; mais ce désordre se dérobe presque toujours aux recherches habiles et minutieuses de la science anatomo-pathologique, bien qu'elle se présente armée de tous les secours de l'histologie microscopique.

Quoi qu'il en soit de ces théories et de leur valeur clinique, nous nous bornerons à ne parler ici que de certaines maladies mentales accessibles à l'art de guérir et dont il est aisé de se rendre compte, sinon au point de vue étiologique, du moins au point de vue du diagnostic, basé sur une symptomatologie réelle et reconnue telle par les aliénistes.

Nous distinguerons donc deux espèces d'affections mentales qui peuvent trouver à Ussat (1) un moyen curateur efficace. Ce sont, d'une part, celles qui proviennent d'une altération directe du centre nerveux cérébro-spinal; d'autre part, celles qui tirent leur origine d'une lésion profonde du grand sympathique, localisée le plus souvent dans les plexus abdominaux et réagissant par mouvement réflexe sur l'appareil encéphalo-rachidien : organes par excellence de la manifestation de la pensée, de la sensibilité et du mouvement.

Dans cette double catégorie, nous rangeons : 1° les *hallucinations* ou erreurs des sens, provenant d'une impression vicieuse, d'une sensation incomplète et d'une perception erronée ; 2° certaines *vésanies*, avec altération des fonctions de l'entendement ou des facultés affectives (par lésion directe du cerveau ou par une influence sympathique sur cet organe à l'occasion d'une altération du système nerveux ganglionnaire), telles que la lypémanie idiopathique ou hystérique, la mélancolie, l'hypochondrie, la monomanie, alors surtout que la perversion des penchants, des affections et des sentiments n'est pas encore enracinée et ne tient pas à une cause organique profonde ; 3° certaines affections de l'axe cérébro-spinal se traduisant par des mouvements convulsifs involontaires et presque continuels, comme dans la chorée, ou par des attaques intermittentes pendant lesquelles le malade perd le sentiment et l'entendement, comme dans l'hystérie, la catalepsie et l'épilepsie ; 4° enfin, certaines affections du même genre ayant leur source dans une cause physique qu'il convient de dissiper avant tout.

(1) L'opinion que nous émettons aujourd'hui à propos des eaux d'Ussat (employées en bains, en douches et en boisson) est du reste le sentiment de beaucoup d'aliénistes qui préconisent l'hydrothérapie comme un remarquable adjuvant thérapeutique dans le traitement des maladies mentales. Nous pouvons, au surplus, citer M. le docteur Berthier, savant aliéniste de Bourg, qui attribue aux eaux thermo-minérales d'Ussat de puissantes vertus contre certaines affections de ce genre, notamment contre celles qui dépendent d'un éréthisme nerveux.

L'hydrothérapie, à Ussat, étant presque inconnue encore dans ses applications aux maladies mentales, mes honorables prédécesseurs n'ont pu, malgré leur désir, éprouver la puissance des eaux de cette station sur les diverses espèces morbides dont je viens de donner la nomenclature. Mais, je puis affirmer pour ma part, soit à la suite des expérimentations que j'ai faites, soit par les nombreux cas de chorée, de lypémanie hystérique et d'hypochondrie qui ont déjà dû leur salut à l'usage de ces eaux, soit enfin par voie d'analogie rationnelle, je puis affirmer, dis-je, que, du jour où il sera possible de traiter dans cet établissement thermal les diverses espèces morbides en question, les eaux d'Ussat occuperont le premier rang parmi les eaux minérales. Car, on trouverait peu de stations en Europe où il fût aussi facile d'associer (si l'*administration* savait briser les liens d'une ancienne routine) toutes les ressources de l'hydrothérapie : balnéation sédative et reconstituante ; boisson fondante, apéritive et antispasmodique à un très-haut degré ; emploi de l'eau comme topique à l'aide de douches de toute espèce et sous toutes les formes.

L'avenir et la prospérité de la station thermale d'Ussat-les-Bains sont donc entièrement entre les mains des administrateurs des hospices de Pamiers : espérons que, comprenant mieux leurs véritables intérêts, ils n'hésiteront plus en face des améliorations que réclament depuis si longtemps la science et l'humanité !

Troisième genre. — NÉVROSES DE L'APPAREIL LOCOMOTEUR. — Quatre espèces différentes appartenant à ce genre de névroses trouvent à Ussat une curation hydro-minérale des plus efficaces. Ce sont : 1° le tétanos partiel, la contracture des membres et le torticolis ; 2° les spasmes cloniques ou convulsifs, la chorée ou danse de Saint-Guy, les tremblements ; 3° la paralysie générale ou partielle et locale ; 4° enfin, l'atrophie musculaire.

XXXVIIIe OBS. — Le nommé S..., indigent d'Ussat-le-Vieux, âgé de 19 ans, d'une constitution chétive, épuisée par la souffrance, s'est présenté à ma consultation avec une contracture du membre droit complétement atrophié. Le mal a commencé par une douleur sciatique de la partie affectée ; il a, peu à peu (faute de soins) envahi le nerf moteur de la jambe, et provoqué la demi-flexion du membre qui ne peut plus s'étendre sans d'affreuses douleurs. J'ordonne l'usage des bains à 33° centigrades, et des douches verticales sur l'articulation du genou. — Après une cure de vingt-cinq jours et douze bains prolongés donnés dans l'intervalle du traitement hydro-thermal, le malade prend des forces et la partie affectée, acquerrant de l'embonpoint, devient un peu plus souple. Au lieu de deux béquilles, S... finit par ne s'appuyer que sur une seule; son humeur reprend un peu de gaieté; au terme de la cure, enfin notre pauvre malade se retire avec la consolante espérance d'une guérison complète à la saison prochaine.

XXXIXe OBS. — Mlle R. de T..., âgée de 15 ans, d'un tempérament lymphatico-nerveux, d'une constitution assez bonne, est menstruée irrégulièrement; elle est, en outre, depuis quatre ans, atteinte de chorée. Cette jeune fille, désignée comme guérie dans une publication sur Ussat, porte cependant encore des traces évidentes de cette horrible maladie. Elle éprouve de temps à autre des mouvements spasmodiques saccadés et très-irréguliers, accompagnés d'une violente palpitation. — J'ordonne la balnéation prolongée à 34° d'abord, et peu à peu à 31° centigrades, combinée avec les douches écossaises et avec la boisson de l'eau de la fontaine n° 1. Mlle R... sent ses attaques diminuer; elles deviennent de jour en jour plus rares; les mouvements cloniques sont moins apparents; vers la fin de la cure ils avaient disparu entièrement. J'ai su depuis lors que Mlle R... s'était constamment maintenue dans un parfait état de tranquillité. J'ai conseillé néanmoins l'usage de la valériane et des affusions froides, de temps à autre, en attendant la saison de 1865.

Quatrième genre. — NÉVROSES DE L'ORGANE DE LA VOIX. — Les névroses de l'appareil vocal qui trouvent à Ussat une médication hydro-minérale très-efficace sont les granulations du larynx, le spasme de la glotte, l'aphonie (sans lésion organique) et le tremblotement de la voix ou voix convulsive.

XLe OBS. — M. F. de P..., de Bordeaux, âgé de 37 ans, d'un tempérament sanguin, d'une constitution robuste, était atteint depuis dix mois d'une extinction de voix ou aphonie, avec spasme de la glotte et rétrécissement de cet organe. M. F. de P... fut soumis d'abord aux inhalations de l'eau minérale dans la galerie n° 1 et à la balnéation à 32°; vers la fin du traitement je fis intervenir le pulvérisateur du docteur Sales-Girons, à l'aide duquel je pus donner des douches pharyngiennes avec une solution de teinture d'iode (dix gouttes dans 10 grammes d'eau minérale), alternées avec des injections d'une solution composée de cinq gouttes de laudanum, cinq gouttes de teinture de belladone et dix gouttes d'eau de laurier-cerise. Ce dernier moyen, associé à la balnéation sédative des eaux d'Ussat, a produit une guérison des plus surprenantes. Le malade est parti entièrement débarrassé de son aphonie, qu'il désespérait de vaincre. Dans ces cas, l'emploi de l'appareil de mon excellent confrère Sales-Girons est des plus précieux.

Cinquième genre. — NÉVROSES DES ORGANES DE LA NUTRITION. — Ce genre si important de névroses comprend trois sous-genres principaux, divisés eux-mêmes en espèces nombreuses : ce sont les névroses des organes de la digestion, de la respiration et de la circulation, trouvant toutes à Ussat un soulagement incontestable.

Premier sous-genre. — NÉVROSES DE LA DIGESTION. — Ces névroses comprennent : 1° les spasmes du pharynx, de l'œsophage, du cardia, de l'estomac, du pylore, du diaphragme (cardialgie, pyrosis, hocquet, vomissements spasmodiques et incoercibles, dyspepsie intestinale, boulimie, pica, colique nerveuse, miserere ou ileus); 2° les spasmes du rectum et du sphincter de l'anus.

Nous possédons sur ces divers états nerveux des organes de la digestion des observations très-nombreuses : nous nous contenterons d'en citer quelques-unes des plus concluantes, comme preuves de l'influence curative des eaux d'Ussat sur les cardialgies, les gastralgies, les gastro-entéralgies et les entéralgies de toute espèce, simples ou compliquées de symptômes névropathiques.

XLIe OBS. — M. B. S., de Riencros, âgé de 27 ans, est employé des Postes et mène une vie sédentaire; son tempérament est bilioso-nerveux; sa constitution, assez bonne. Depuis cinq mois, il éprouve du trouble dans ses digestions durant lesquelles il ressent de violentes palpitations de cœur, une agitation générale dans l'intérieur du corps, des borborygmes avec tiraillement intestinal et une céphalalgie intense. Il a de l'anorexie et des renvois aigres qui vont jusqu'au vomissement des aliments. Le sommeil est agité; le matin, la langue est pâle et a un goût âpre et métallique. M. B. S... salive beaucoup avant le repas; il a les urines chaudes; les selles sont difficiles et accompagnées de coliques. Il rend enfin des mucosités sanguinolentes avec ardeur à l'anus. Le malade s'est adonné pendant longtemps aux boissons alcooliques auxquelles il a été forcé de renoncer sur la défense de son médecin.

J'ordonne un bain prolongé tous les jours, à 33° centigrades, l'eau minérale n° 1 en boisson, des douches rectales de cinq minutes d'abord, et peu à peu de vingt minutes. Nourriture végétale, usage du lait mêlé à l'eau minérale à 33°, viandes blanches rôties, bon vin coupé avec l'eau minérale de la fontaine n° 2. Vers la fin de la cure, l'eau d'Ussat fut remplacée par celle de Vichy (hôpital). Exercice modéré. Recommandation d'éviter la fraîcheur de la nuit. Après quarante bains et la combinaison thérapeutique que je viens d'indiquer, M. B. S... part d'Ussat complétement guéri.

XLIIe obs. — Mlle V. H... (de G.), âgée de 47 ans, est à l'époque de la ménopause ; elle a un tempérament sanguin et une constitution délicate. Depuis qu'elle touche à cette époque critique, ses digestions sont lentes et difficiles ; elle éprouve des douleurs dans l'estomac et, dans le ventre, des vents, des coliques durant tout le temps de l'acte digestif ; les selles sont de mauvaise qualité et n'ont pas subi une entière coction ; d'intervalle à intervalle, la malade est suffoquée par des bouffées de chaleur ; à une diarrhée fatigante succède une constipation opiniâtre avec pesanteur dans les lombes et au bas-ventre ; à cet appareil symptomatique se joint enfin la somnolence ou la torpeur générale du corps. Mlle V. H... prend des bains à 34° centigrades ; elle associe à ce traitement la boisson de l'eau minérale n° 1 et l'usage des douches rectales.

Le mieux se manifeste bientôt, et, en moins de vingt-cinq jours, l'aspect des choses a si bien changé que la malade est méconnaissable. Elle part complétement guérie.

XLIIIe obs. — Mme L..., de N..., d'un tempérament bilieux, d'une forte constitution, est âgée de 36 ans ; elle vient à Ussat pour y être traitée de vomissements spasmodiques qui ne lui permettent pas d'ingérer un aliment solide quelconque. — Diète lactée avec l'eau minérale ; balnéation à 32° ; douches en pluie sur l'épigastre. — Huit jours après son arrivée, Mme L... supporte le bouillon gras. J'associe alors à l'eau d'Ussat l'eau de Condillac avec un peu de vin qui est aussi supporté. Le traitement continue, et, en moins de vingt-cinq jours, la malade mange presque d'une manière normale. Elle repart d'Ussat très-satisfaite.

N'oublions pas de dire que, à l'époque où la malade éprouvait des vomissements incoercibles, il y avait eu amaigrissement, céphalalgie intense, gastro-entéralgie très-prononcée, et qu'on avait dû recourir plusieurs fois à l'application des sangsues ou de la glace sur l'épigastre. — L'embonpoint a repris ; les douleurs ont disparu ; le bien-être a remplacé tout d sordre pathologique.

XLIVe obs. — Mme O..., de Paris, âgée de 48 ans, d'un tempérament lymphatico-nerveux, arrive de Vichy où elle a passé trois mois. Elle vient réclamer nos soins pour une gastro-entéralgie provoquée par l'usage intempestif des eaux acidulées gazeuses de Vichy. Après quinze jours d'une cure bien dirigée, par nos soins, Mme O... recouvre sa santé parfaite. Néanmoins, elle prolonge encore son séjour à Ussat pendant quarante-cinq jours, afin de calmer un tempérament si irritable, et de reconstituer ses forces au contact d'une atmosphère vivifiante, sous le soleil généreux des Pyrénées.

Deuxième sous-genre. — NÉVROSES DE LA RESPIRATION. — L'asthme convulsif, la toux sèche et spasmodique, la coqueluche aux deuxième et troisième degrés, l'asphyxie enfin, sont les espèces morbides de ce genre sur lesquelles les eaux d'Ussat ont une grande efficacité.

XLVe OBS. — Mlle N. G..., de Montauban, âgée de 32 ans, éprouve une toux sèche venant par quintes répétées ; elle est d'un tempérament nerveux, d'une constitution délicate, quoique d'un embonpoint satisfaisant. Le 10 décembre 1863, Mlle N. G... avait été exposée subitement à un air froid et vif qui lui avait occasionné une quinte de toux très-violente. Néanmoins, cette quinte n'avait pas eu, de prime abord, de conséquences fâcheuses ; mais, par la suite et à la plus légère cause, Mlle N. G... se vit atteinte d'accès de toux opiniâtre qui prirent peu à peu le caractère spasmodique: si bien que, après chaque paroxysme, il y avait une fatigue générale manifeste. C'est dans ce pénible état que Mlle N. G... vint à Ussat. Les fonctions digestives languissaient ; quand la toux venait après le repas, il y avait vomissement des matières alimentaires : de là, quelques symptômes de gastro-entéralgie qui se mêlaient à l'état spasmodique des poumons et une infinité d'autres symptômes légers dont l'énumération est de peu d'importance. Les excrétions cataméniales étaient restées très-régulières, et rien n'était venu troubler les fonctions cérébrales. — Mlle N. G... fut soumise d'abord à la balnéation minérale à 34° centigrades. Huit jours après, alors qu'il y avait tolérance et que j'avais pu contrôler l'effet des eaux, j'associai le traitement balnéaire aux douches écossaises, à la douche pharyngo-laryngienne à l'aide du pulvérisateur Sales-Girons (avec une solution de dix gouttes de laudanum dans dix grammes d'eau de laurier-cerise), et à la boisson de l'eau de la buvette n° 2. La cure thermale a duré trente-cinq jours, après quoi Mlle N. G... est partie dans un parfait état de tranquillité, avec l'espoir assuré d'une très-prochaine guérison.

XLVIe OBS. — Mme L..., de Toulouse, amène à Ussat sa petite fille âgée de 6 ans, atteinte de la coqueluche depuis trois semaines. L'enfant, d'une constitution frêle et délicate, avait des quintes formidables et rendait parfois des crachats muqueux fortement striés. J'ordonnai la balnéation à 35° avec la boisson de l'eau minérale (buvette n° 1), et je pratiquai des injections d'eau minérale en fumée, mêlée à 1/10° de son volume de teinture de belladone ou d'aconit, selon les circonstances du moment. Un mois après son arrivée, la petite Céline L... repartait guérie et dévorant les aliments avec le meilleur appétit.

XLVIIe OBS. — Mme Ch..., de Toulouse, âgée de 40 ans, d'un tempérament nerveux, exerçant une profession qui l'oblige à habiter le rez-de-chaussée, est atteinte d'une toux sèche et nerveuse. Cette toux lui donne des soubresauts tels que la malade vomit parfois les aliments ou la tisane; elle est même si violente à certains accès qu'il se déclare une véritable hémoptysie. J'administre d'abord une potion stibiée et opiacée qui calme les désordres locaux. Mais la toux persiste; il y a anorexie, constipation et migraine. — Je conseille alors l'usage des bains à 34° centigrades, l'eau minérale (buvette n° 1) en boisson, et l'aspiration de la vapeur de l'eau minérale avec l'appareil Sales-Girons. Au bout de vingt-huit jours, Mme Ch... quitte Ussat dans une situation très-consolante. Tout symptôme spasmodique a disparu, l'appétit va bien, les selles sont faciles. la névralgie de l'estomac et de la tête a cédé sous la puissance des eaux d'Ussat.

Troisième sous-genre. — NÉVROSES DE LA CIRCULATION. — Les névroses appartenant à ce sous-genre, susceptibles de trouver à Ussat une médication hydro-minérale efficace, peuvent se confondre avec les névralgies de l'appareil vasculaire qui ont fait le sujet d'un article spécial mis à la fin de la IIIe classe de la présente nosographie. Pour compléter le tableau des affections nerveuses des organes de la circulation, nous ne ferons donc que citer ici un seul cas très-important qui résume à lui seul tous ces états pathologiques (palpitation, syncope, etc.)

XLVIIIe OBS. — Mlle M. de L... (Aude), âgée de 13 ans, nous est présentée par Mme M... sa mère, qui l'avait d'abord conduite aux eaux thermales d'Ax pour y être traitée d'une dysménorrhée chlorotique. Mlle M... est une grande et belle personne dont la santé vient d'être ébranlée par une secousse des plus violentes. Cette jeune fille était atteinte de fortes palpitations de cœur liées à une chloro-anémie. A l'époque des règles, l'état nerveux allait jusqu'à la syncope. Les eaux d'Ax, beaucoup trop stimulantes, avaient provoqué une hémorrhagie utérine des plus graves, pour laquelle notre excellent confrère et ami le docteur Auphan, inspecteur de cette station minérale, lui prodigua ses soins intelligents. Une fois rétablie et délivrée de ce terrible assaut, Mlle M... fut envoyée à Ussat par le docteur Auphan, avec des indications très-précises. Notre malade fut donc soumise à l'usage modéré des bains à 33° (un tous les deux jours) et à la boisson de l'eau de la buvette n° 1. En moins de huit jours, Mlle M... avait repris ses couleurs et ses forces; les palpitations avaient diminué d'intensité; le pouls, de 110, était tombé à 80. — La cure dura encore dix-huit jours, après lesquels Mlle M... partit en voie de complète guérison. Le flux menstruel avait été normal, à Ussat.

Sixième genre. — NÉVROSES DES ORGANES GÉNITO-URINAIRES. — Les maladies qui composent ce genre de névroses offrent des aspects variés, suivant le sexe sur lequel on les observe. Quoi qu'il en soit, les eaux d'Ussat possèdent une vertu incontestable contre chacun de ces états morbides aussi redoutables dans leurs conséquences pathologiques, morales et sociales, que délicats à explorer et indociles aux ressources de l'art de guérir.

Premier sous-genre. — NÉVROSES DES ORGANES GÉNITO-URINAIRES DE LA FEMME. — Les névroses des organes génito-urinaires de la femme qui trouvent à Ussat une médication minérale très-puissante sont : la nymphomanie, l'hystérie et toutes les névropathies hystériques; le spasme duvagin et du col utérin ; l'érotisme (par aberration mentale ou par action pathologique réflexe du centre cérébral sur les plexus sacré et hypogastrique); l'éréthisme général de l'appareil génital et, comme conséquence, la stérilité sympathique ou symptomatique; enfin le spasme de la vessie et de l'urètre.

XLIXe OBS. — Mlle F. P. de T... (Tarn-et-Garonne) est âgée de 19 ans; elle a un tempérament lymphatico-nerveux. Elle éprouve, à l'approche de l'époque critique surtout, des douleurs vagues vers l'hypogastre; des tiraillements envahissent alors la région lombaire et les hypochondres; des bouffées de chaleur s'exhalent du ventre vers la tête; les urines sont crues et ténues (nerveuses); comme dernier indice de l'approche menstruelle, un prurit insupportable se déclare aux parties sexuelles, et, quelques heures après un état d'éréthisme effrayant (qui est allé plusieurs fois jusqu'au délire érotique), il se manifeste d'abord un léger suintement, puis peu à peu une véritable éruption sanguine. A partir de ce moment, le calme paraît se rétablir; mais le prurit continue ; des rêves érotiques tourmentent la pauvre malade qui déplore sa situation; ce n'est enfin qu'après trois jours de tourments d'un genre tout nouveau que Mlle F. P. reprend son allure ordinaire, c'est-à-dire une physionomie mélancolique où se peint la souffrance physique, la lutte morale et la résignation de la pudeur. En face de cet appareil symptomatique, je n'hésitai pas à agir d'une manière énergique. Je conseillai donc tous les jours, à sept heures du matin, un bain prolongé à 32° centigrades, une douche toutes les après-midi (tantôt à l'écossaise, tantôt vagino-utérine, tantôt à pluie sur le bassin) ; je joignis à cette médication l'usage de l'eau minérale à l'intérieur (un verre, 1/2 heure avant chaque repas, de la buvette n° 2 le matin, n° 1 le soir), afin de modifier la digestion, la chylification, la nutrition, les sécrétions, les excrétions et, par ce moyen, d'activer d'une manière favorable le retour de l'exercice normal de toutes les fontions vitales et organiques. Mlle F. P. sortait précisément d'un de ces effrayants paroxysmes dont je viens de décrire les symtômes lorsqu'elle arriva à Ussat. Son agitation était grande et sa mélancolie extrême. J'eus d'abord, pour cette jeune personne et ses dignes parents, des paroles d'espoir et de consolation. Ensuite nous nous mîmes immédiatement à l'œuvre. — Pendant la première période du traitement, qui dura, comme d'ordinaire, dix jours, rien de saillant ne se produisit, si ce n'est que l'action sédative et élective des eaux devint sensible. Les urines apparurent un peu sédimenteuses. Mais, ce ne fut guère que du onzième au vingtième jour que l'action électro-dynamique des eaux manifesta sa puissance. Mlle F. P. était méconnaissable au vingtième jour. Enfin, dès le vingt-huitième, se déclarent, avec une douceur inaccoutumée, les signes précurseurs des règles; peu ou pas de spasme, peu ou pas de vapeurs hystériques, presque pas de prurit; les urines sont troubles et déposent une matière briquetée; l'excrétion est plus abondante que d'habitude ; les pertes sont moins âcres; tout le moral jouit d'un calme satisfaisant. Repos de cinq jours, après lesquels j'engageai Mme P. à laisser Mlle sa fille profiter encore quelque temps des bienfaits d'Ussat qu'elles ne quittèrent que vers le cinquantième jour de la cure thermale en bénissant l'action salutaire de la naïade de Ramploques.

Le OBS. — Mme T. S. de M... (Lot), âgée de 29 ans, a eu trois enfants dans l'espace de cinq années. Depuis ses dernières couches, elle éprouve un orgasme très-gênant des parties sexuelles, coïncidant avec une exaltation morale qui augmente en certaines circontances particulières, et qui va même jusqu'au délire. Les excrétions cataméniales sont très-abondantes d'ordinaire; une perte blanche, âcre et intense, leur succède et dure huit jours, laissant après elle une excoriation de la partie supérieure et interne des cuisses. A ces symptômes locaux se joignent une céphalalgie intense et une tristesse lypémaniaque fort inquiétante ; les urines sont ténues ; les selles, difficiles. — J'ordonne la balnéation à 32°, les douches écossaises et la boisson de l'eau minérale (buvette n° 1). Après vingt-cinq bains, un calme inattendu se déclare : à l'appareil symptomatique que nous venons de décrire succède un bien-être général; l'harmonie la plus parfaite reparaît dans les fonctions vitales et organiques; le moral est avantageusement modifié; les digestions sont bonnes; les selles, plus aisées ; les urines, critiques; enfin, l'époque menstruelle se passe pour le mieux. Cinq jours de repos, après quoi le traitement hydro-minéral fut repris pendant quinze jours, durant lesquels je fis alterner la douche écossaise avec la douche ascendante vagino-utérine. A son départ, Mme T. S. est dans une joie difficile à dépeindre. 1865 la reverra sans doute à Ussat pour confirmer la cure.

LIe OBS. — Mme A. V. de F... (Dordogne) est âgée de 31 ans; elle est d'un tempérament lymphatico-nerveux et d'une constitution délicate. Depuis ses dernières couches (il y a trois ans), Mme A. V. est atteinte d'une affection utérine qui a dégénéré en hystérie ; c'est-à-dire que les symptômes, simplement locaux d'abord, sont devenus généraux, insensiblement. Aujourd'hui l'affection touche à son apogée. Voici l'état de la malade : faiblesse générale, chloro-anémie, digestion difficile, chylification vicieuse, nutrition incomplète, sécrétions irrégulières, excrétions de mauvaise nature, éréthysme nerveux, troubles fonctionnels du grand sympathique se manifestant par de violents accès de colère et d'emportement à la moindre contrariété et se terminant fréquemment par une attaque d'hystérie (convulsions, état tétanique, contorsions affreuses des membres). Les urines sont ténues et limpides; les selles, douloureuses; il y a antéversion de l'utérus, granulation du col, leucorrhée abondante, etc.

Je soumets Mme A. V. à un traitement hydro-thermal capable d'atténuer l'état névropathique : balnéation (toujours un bain par jour) à 32° centigrades ; douches écossaises alternées avec les douches utérines; exercice modéré au grand air et au soleil vivifiant de la vallée; nourriture tonique et légère ; herbages et laitage. Quinze jours s'étaient à peine écoulés qu'un mieux sensible se manifesta. J'entrepris alors un traitement médico-chirurgical destiné à ramener définitivement les forces et la santé dans cette frêle organisation. — Tous les jours, avant le bain, je fis un pansement au spéculum; j'administrai à l'intérieur le vin blanc de Seguin, le sirop de proto-iodure de fer et une lotion utérine avec solution de teinture d'iode. Régime tonique, exercice plus soutenu, courses à âne, boisson de l'eau ferrugineuse de Sainte-Quitterie. — Après trente-trois jours d'une cure hydro-minérale soigneusement combinée avec un traitement médico-chirurgical, Mme A. V. quittait la station thermale d'Ussat dans la jubilation. Elle était radicalement guérie.

Deuxième sous-genre. — NÉVROSES DE L'APPAREIL GÉNITO-URINAIRE DE L'HOMME. — Les affections nerveuses de cette espèce qui trouvent à Ussat une médication hydro-minérale des plus efficaces sont : le priapisme, le satyriasis, l'onanisme, les pertes séminales involontaires ou spermatorrhée, les rêves érotiques et les pollutions nocturnes (1), l'anaphrodisie, le dyspermatisme et, conséquemment, l'impuissance sympathique ou symptomatique. Ces diverses affections sont rarement héréditaires ; elles sont plutôt dues à des habitudes honteuses, ou à un profond ébranlement du système nerveux ; elles se montrent, en outre, d'autant plus tenaces

(1) Surtout les pertes séminales des fabricants d'allumettes.

qu'elles tirent leur origine de pratiques solitaires ou de lectures lascives qui relâchent les mœurs, pervertissent le cœur et égarent la raison. Leur cachet spécial est de jeter l'organisme dans un délabrement extrême, en provoquant dans les deux systèmes nerveux (cérébro-spinal et ganglionnaire) des ébranlements qui finissent par tarir la source de la vie physique en éteignant dans l'âme tout sentiment d'honnêteté.

Ce sous-genre comprend encore les affections nerveuses des reins (coliques néphrétiques), les spasmes de la vessie et de l'urètre dont nous citerons ailleurs de curieux exemples.

Pour le moment, nous nous abstiendrons de donner ici les observations que nous avons recueillies touchant les diverses espèces d'affections nerveuses de l'appareil générateur de l'homme. Qu'il nous suffise d'assurer à nos lecteurs, médecins ou malades, que, après une ou plusieurs cures, habilement dirigées à Ussat, pendant lesquelles on combine sagement la balnéation avec les douches écossaises, les affusions froides et un traitement médical bien entendu (toniques, quinquina, fer, iode, régime tonique, exercice en plein air et au soleil, équitation), ces maladies, si enracinées et si profondes qu'elles soient, cèdent infailliblement, à moins qu'il ne s'y mêle une dépravation des mœurs irrémédiable, ou une lésion organique : telle qu'un ramollissement avancé du cerveau ou une désorganisation complète de l'axe cérébro-spinal et de l'appareil ganglionnaire. Quoi qu'il en soit, dans ces diverses affections, Ussat joue un très-grand rôle; son intervention est même absolument avantageuse, que l'on fasse précéder ou suivre l'emploi de ses eaux d'une médication excitante et tonique !

Septième genre.— NÉVROSES DES SÉCRÉTIONS ET DES EXCRÉTIONS. — Les névroses composant ce septième genre sont spécialement dues à une paralysie (par mouvement réflexe) des plexus et des ganglions du grand sympathique qui président au fonctionnement des organes sécréteurs et excréteurs. Les expérimentations auxquelles nous nous sommes livrés à ce sujet; les expériences de Berzélius sur la propriété qu'ont les liqueurs alcalines de provoquer une abondante sécrétion de suc gastrique; celles d'Héberley sur les conditions de l'abondance et de la qualité de la sécrétion salivaire; les récentes découvertes, enfin, de MM. Walding, Philipeaux, Du Bois-Raymond, Vulpian et Claude Bernard, qui ont dévoilé le secret physiologique de l'influence directe du système sympathique sur les sécrétions, les excrétions et les phénomènes de nutrition : toutes ces raisons expérimentales, dis-je, nous ont prouvé la vérité de NOTRE théorie entièrement neuve en hydrologie médicale. L'action électro-dynamique des eaux minérales démontrée, il y a quelques mois à peine, par MM. Scoutetten et Lambron, ne peut, du reste, s'opérer d'une façon autre que par un mouvement réflexe et réciproque de la moelle épinière sur les ganglions sympathiques, et de ces derniers sur la moelle épinière. Le cerveau seul reçoit des impressions par action directe ; tandis que les impressions réflexes plus ou moins vives éprouvées par le cœur lui viennent des nerfs sensitifs de la peau ; c'est à l'aide du nerf spinal et du pneumogastrique que ses mouvements s'arrêtent et se ralentissent. De leur côté, les nerfs vaso-moteurs n'impriment des mouvements réflexes directs que par l'intermédiaire du grand sympathique. Les sécrétions, à leur tour, se font par action réflexe paralysante, à la suite d'une forte surexcitation du nerf sensitif s'exerçant à l'aide d'un ganglion sympathique qui joue le rôle de centre nerveux (*petit cerveau*) sur un nerf moteur.

Dans ces diverses maladies, les eaux d'Ussat provoquent donc une action électro-dynamique en portant spécialement leur puissance élective sur les nerfs vaso-moteurs (fournis par le grand sympathique) des organes sécréteurs dont ils régularisent les fonctions. Voilà comment il se fait que les eaux thermo-minérales bicarbonatées calciques, par leur puissance élective et leur vertu électro-dynamique, ont la propriété de corriger et de guérir les vices de sécrétion des glandes salivaires et pancréatiques, de la muqueuse gastro-intestinale, du foie, des reins et des organes sécréteurs de la liqueur spermatique, en rétablissant l'équilibre dans la part réciproque et consensuelle que prend à l'acte sécréteur et excréteur le triple appareil nerveux, sensitif, moteur et ganglionnaire ou sympathique.

A ce genre de névroses appartiennent : la sputation fréquente, la salivation trop abondante; certains vices de digestion par défaut de sécrétion pancréatique; les coliques néphritiques; la sécrétion trop lente ou vicieuse et la profusion de la liqueur spermatique; les vices de sécrétion enfin du mucus cutané et muqueux.

Comme ces divers états morbides rentrent individuellement dans d'autres catégories nosologiques qui font ailleurs l'objet de nos études, nous nous abstiendrons d'insister plus longtemps à ce sujet, nous contentant d'affirmer que les eaux d'Ussat, sagement employées, ont sur eux une influence salutaire et curative.

Huitième genre. — NÉVROSES LIÉES A DES LÉSIONS ORGANIQUES. — On doit en général regarder les affections qui composent ce genre spécial de névroses comme de simples états névropathiques accidentels, disparaissant avec la cause qui les produit ou prenant, au contraire, le caractère d'une véritable maladie, si (la lésion organique résistant à tout traitement médical) l'élément nerveux prédomine et constitue une sérieuse complication dont il importe de dissiper avant tout les fâcheux symptômes. Telles sont les névropathies que l'on observe liées ordinairement aux affections organiques des viscères abdominaux, et particulièrement à celles de la matrice : affections si communes à Ussat, où elles trouvent, du reste, un prompt soulagement, une guérison sûre.

Broussais considérait ces sortes de névroses comme des phénomènes sympathiques se rattachant à une inflammation produite par une irritation cérébrale, entretenue elle-même par la phlegmasie de quelque viscère. M. Roche leur a donné le nom d'*irritations nerveuses.* M. Bouillaud les a appelées *irritations nerveuses* ou *névroses phlegmasiques*, par opposition aux névralgies qu'il nomme *névroses actives*. Quant à nous, ainsi que nous l'avons déjà dit, « nous regardons ces névroses comme un état nerveux sympathique dépendant, au fond, d'une phlegmasie viscérale quelconque, mais ne pouvant s'expliquer que par une action réflexe du système nerveux sensitif sur le grand sympathique, avec l'intermédiaire de l'axe cérébro-spinal.» Or, comme ces névropathies sympathiques et symptomatiques rentrent dans les diverses catégories d'affections que nous avons déjà étudiées ou que nous étudierons dans le cours de ce travail, nous ne nous y arrêterons pas plus longtemps. Nous signalerons seulement, parmi elles, comme constituant, pour nos eaux thermo-minérales, des indications formelles et précieuses : la céphalalgie symptomatique et sympathique ; la migraine ; les névralgies et rhumatalgies liées à une diathèse phlegmasique ou rhumatismale ; les névropathies affectives, accidentelles ou constitutionnelles, également dépendantes d'une maladie des viscères ou des sens ; enfin, les névropathies hystériques, hypochondriaques et lypémaniaques.

Mais, hâtons-nous d'arriver à une autre catégorie non moins importante de maladies qui trouvent dans les eaux d'Ussat une médication des plus efficaces : nous voulons parler des affections de la veine porte, qui n'ont jamais fait le sujet d'une étude spéciale et qui ont été confondues, jusqu'à ce jour, avec d'autres espèces morbides dont il importe de les distinguer soigneusement, au point de vue pathologique.

Ve CLASSE

MALADIES DU SYSTÈME VEINEUX ABDOMINAL OU DE LA VEINE PORTE

Ainsi que le dit avec raison M. Durand-Fardel (*Dictionnaire général des eaux minérales*, p. 8, t, I), « les *obstructions* tenaient, naguère en France, une place considérable dans la pathologie abdominale » et, partant, dans l'application des eaux minérales. Cette sorte de manie avait déjà une grande vogue à l'époque de Sennert qui, un des premiers, rapporta l'hypochondrie à une obstruction des veines mésaraïques (contre laquelle il préconisa l'emploi des ferrugineux, alors en grand honneur, si nous en croyons Gédéon Harvée). Plus tard on a remplacé et, de nos jours encore surtout en Allemagne, on remplace cette dénomination par celles de *pléthore* ou de *vénosité abdominale.* Enfin, d'autres observateurs, moins habiles, ont confondu ces dénominations générales avec les expressions plus spéciales d'*engorgements abdominaux* et d'*hémorroïdes.* Quoi qu'il en soit, rien de bien précis n'est enseigné aujourd'hui sur cette question. Dans cet état de choses, nous voulons donc appeler l'attention des médecins et particulièrement de la Société d'hydrologie médicale de Paris sur des considérations cliniques de la plus haute importance qui se rattachent aux obstructions, aux engorgements, à la pléthore et à la vénosité de la région abdominale. Nos considérations, en effet, ont un caractère initiateur, en ce sens : 1° que les phénomènes ou états morbides que l'on a l'habitude de rapporter à des causes pathologiques imparfaitement indiquées par le mot de *pléthore abdominale*, nous les rattachons à une cause organique unique ; 2° que nous désignons sous le terme collectif et générique de *maladies* ou *affections du système veineux de la veine porte et de ses annexes*, ces obstructions, ces engorgements, cette pléthore et cette vénosité des organes abdominaux auxquels on assigne une origine différente que l'expérience ne saurait justifier. De là, le malentendu et la confusion qui règnent en ces matières.

Le système veineux abdominal constitue, à lui seul, un ordre tout particulier de fonctions ; il diffère essentiellement du système veineux universel par son origine, sa distribution et sa participation à la la vie organique; il en diffère surtout par les affections dont il est susceptible d'une manière directe ou indirecte, et par l'importance, à nulle autre pareille, des désordres qu'engendrent les altérations qui peuvent l'atteindre. C'est ainsi que les phlegmasies chroniques du mésentère, du foie, de la rate, du pancréas, des intestins eux-mêmes sont directement sous la dépendance de la veine porte ; c'est ainsi que les obstructions et les engorgements chroniques de ces mêmes organes proviennent absolument de l'état pathologique de ce système veineux spécial ; c'est ainsi encore que le flux hémorrhoïdaire, regardé, par tous les pathologistes, comme un salutaire diverticulum, se rattache, d'une manière particulière, aux lésions vitales ou organiques de la veine porte ; c'est ainsi, enfin, que, par suite de la suppression subite ou de l'arrêt de cette excrétion, devenue habituelle, il peut survenir bien des maladies congestives et métastatiques (dont l'origine passe souvent inaperçue) : telles que la sciatique, la goutte, la colique, l'entéralgie, la gastralgie, la splénite, l'hépatite, l'hématurie, l'hématémèse, l'hémoptysie, l'asthme, la toux, l'amaurose, la céphalalgie, l'apoplexie, la paralysie même. — Comme on peut en juger par ce court aperçu, certes bien incomplet, mille maladies et perturbations diverses sont intimement liées aux désordres qui peuvent naître dans le système veineux abdominal. Aussi, est-ce avec juste raison que nous rapportons à la veine porte (imitant en cela le grand médecin de Halle, dont nous nous efforçons tous les jours de populariser les enseignements), non-seulement toutes les affections des viscères abdominaux avec lesquels elle a une connexion directe, mais encore une masse de maladies réputées idiopathiques et qui ne sont que le simple écho des désordres survenus dans cette circulation veineuse spéciale.

Les personnes sujettes à de pareilles maladies sont celles qui ont des mœurs uniformes et qui « mêlent, à une existence sédentaire, des habitudes dépressives de vie affective et intellectuelle. » Elles sont ordinairement douées d'un tempérament bilioso-sanguin et d'une constitution délicate au fond, bien que parfois robuste en apparence. Les travaux de cabinet, les longues veilles, les passions sourdes, profondes et vives, les dépressions morales, la tristesse, les grandes préoccupations d'intérêts politiques ou financiers, tout ce qui, enfin, en exigeant une longue et forte contention d'esprit, provoque, dans le système nerveux cérébro-spinal une fâcheuse et incessante surexcitation dont le retentissement funeste se fait sentir (par action réflexe) sur le système nerveux ganglionnaire et notamment sur les plexus abdominaux, voilà tout autant de causes puissantes de désordres dans les fonctions digestives, assimilatrices ou nutritives et spécialement dans la circulation veineuse de la veine porte, qui a ses nombreuses ramifications si étroitement enlacées par les plexus de l'appareil nerveux abdominal du grand sympathique.

D'après ces considérations, on peut aisément diagnostiquer : 1° quand et comment une affection abdominale quelconque est sous l'influence d'une altération préalable de la circulation veineuse de la veine porte ; 2° quand et comment cette affection est une maladie essentielle, nerveuse, inflammatoire, congestive ou simplement mécanique, indépendante (chose bien rare d'ailleurs) d'un vice fonctionnel ou anatomique de cette même veine porte. Au surplus, ainsi que l'ont démontré Stahl, Alberti, Schultz, Juncker, Van Swiéten, Zimmermann, Tissot et, en ces derniers temps, M. Gintrac de Bordeaux, les désordres de la veine porte qui proviennent, soit d'une mauvaise alimentation et d'une chylification vicieuse, soit d'un embarras mécanique de la circulation sanguine, soit d'une constriction spasmodique des innombrables réseaux nerveux des plexus abdominaux, ou qui sont la conséquence (médiate ou immédiate, réflexe ou directe), d'une vie molle, de la volupté, de la paresse, de la tristesse, de l'amour, d'une prostration morale, de passions perverses, d'un abattement de l'âme et, partant, d'une dépression du centre cérébro-spinal réagissant, par sympathie, sur le centre nerveux ganglionnaire, tous ces désordres, dis-je, peuvent, à eux seuls, amener les engorgements, les obstructions et les obstipations du ventre, la pléthore ou la vénosité abdominale, la constipation, la colique, les stases sanguines, les tumeurs mésentériques

9

ou autres, les hémorrhoïdes, l'hépatite et la splénite chroniques, l'hématémèse, le mélæna, les vices de sécrétion biliaire, etc. Les altérations de la veine porte peuvent en outre devenir cause ou complication fâcheuse de diverses affections (préexistantes d'ailleurs) : telles que la sciatique, la goutte, l'hypochondrie, l'entéralgie, la gastro-entéralgie, la métro-entérite, la métrite chronique (surtout à l'époque de la ménopause), la néphrite calculeuse avec coliques néphrétiques, certains vomissements symptomatiques (qu'on observe principalement chez les broyeurs de couleurs), la profusion de la liqueur séminale (chez les fabricants d'allumettes phosphoriques), etc., etc. Je signalerai, enfin, comme pouvant être mis sur le compte des conséquences pathologiques des altérations de la veine porte, certaines formes de *diabète*, se manifestant à la suite de profonds chagrins, d'excès vénériens, de dépression nerveuse (n'importe la cause), ou après une grande colère, sous l'influence de causes morales violentes. — J'ai été amené à cette conséquence clinique, en m'appuyant tant sur des faits de ma propre observation que sur les remarquables expériences de Virchow et celles, toutes récentes et plus concluantes encore, de M. Cl. Bernard, touchant le rôle important, presque exclusif, que joue le grand sympathique dans les fonctions de la vie organique (1).

(1) D'après les expérimentations de l'éminent Professeur du Collége de France, tout est dans l'ordre dans le foie, si le grand sympathique jouit de sa tonicité ; le sang ne passe pas alors par les sphincters des capillaires ; mais si le grand sympathique est paralysé, le sang afflue dans les cellules hépathiques contenant une matière semblable à l'*amidon* (produit vital immédiat) qui se transforme en *sucre*, sous l'influence de la *diastase*, laquelle séparant la *dextrine* de la matière amidonnée, favorise la formation de la matière sucrée. Pour les cas qui nous occupent et que nous signalons à l'attention des hydrologues et des médecins, il y a lésion primitive de l'axe cérébro-spinal et retentissement dans le foie, à l'aide du plexus hépatique dont les filets accompagnent la veine porte dans le parenchyme hépatique : plexus qui reçoit ses impressions réflexes de la moelle allongée, là où le grand sympathique (du foie) a son centre d'action, un peu au-dessous du pneumo-gastrique. La théorie que nous émettons ici est des plus rationnelles, en ce sens que l'on peut ainsi très-bien comprendre comment un profond ébranlement nerveux communique une secousse profonde et fâcheuse au grand sympathique, ayant une action paralysante (hyposthénisante anormale) sur les plexus abdominaux ou, dans l'espèce, sur les plexus rénaux et hépathiques. Nous expliquons, par ce moyen, la formation pathologique et mécanique du diabète sucré et la possibilité d'action directe et réflexe des eaux d'Ussat sur cette cruelle maladie.

Ces préliminaires une fois posés, il est aisé de comprendre combien pourra être efficace et salutaire l'application (*intus et extrà*) des eaux minérales d'Ussat aux affections générales de la veine porte et, en particulier, à celles qui tirent leur origine d'un état spasmodique des plexus abdominaux si intimement liés aux nombreuses ramifications de ce système veineux abdominal.

Les eaux chlorurées sodiques et gazeuses d'Hambourg, de Wiesbaden, de Niederbronn sont plus particulièrement employées contre la constipation opiniâtre; celles de Kissingen sont conseillées aux personnes à fibres lâches et anémiques, à cause de l'élément ferrugineux qu'elles possèdent; celles de Karlsbad conviennent mieux aux individus forts, bilieux et secs; Hambourg, Néris et Bagnères-de-Bigorre s'adressent très-bien aux constitutions lymphatiques et faibles; Vichy, Vals et Andabre ont des indications spéciales contre la dyspepsie et contre ces sortes d'embarras gastriques ou intestinaux qu'on a confondus avec la pléthore abdominale. Mais, dans l'espèce, rien n'égale les eaux d'Ussat, et nous ne craignons pas de dire avec assurance que, prises en bains, en douches, en boisson et en injections, elles sont d'une efficacité bien plus réelle que celles dont nous venons de parler; surtout lorsque, selon le besoin, on associe à cette cure hydro-minérale l'usage des eaux ferrugineuses et gazeuses à l'intérieur, pendant les repas, afin d'activer, de modifier ou de corriger les digestions et la chylification qui ont une si grande part dans les maladies que nous étudions en ce moment.

LIIe Obs. — M. C. M... de S. (Tarn-et-Garonne) est âgé de 47 ans; il a un tempérament bilioso-sanguin et une constitution robuste. A la suite d'une violente colère et de profonds chagrins de famille, il vit, peu à peu, l'appétit disparaître avec le sommeil; ses digestions devenues difficiles étaient accompagnées de vents qui distendaient douloureusement le ventre. Selles pénibles et sanguinolentes; douleur vague au foie et à la rate; les hypochondres sont enflés et rendent un son de tympanite; il y a chez cet intéressant malade dégoût du monde et misanthropie. Son état moral est en parfait accord avec l'état physique, et cette corrélation frappante me met sur les traces d'une affection mélancolique par désordre primitif des fonctions nerveuses du grand sympathique et du système veineux de la veine porte. — J'ordonnai donc un bain par jour à 35°. Une douche rectale prolongée, alternée avec une grande douche occipitale. Boisson à jeun de l'eau de la buvette n° 1, deux verres. Bonne nourriture, bon vin, exercice au soleil, frictions sur l'épine dorsale. — Après une cure de trente-deux jours M. C. M... quitte Ussat dans un état très-satisfaisant.

LIIIe Obs. — Mme S. T... de M. (Dordogne), d'un tempérament sanguin, d'une constitution assez forte, a atteint l'âge où la femme n'est en général plus apte aux fonctions de la maternité ; elle a 49 ans et est mère de cinq enfants, tous en bonne santé. La malade n'a plus ses règles; elle avait vu peu à peu cesser cette importante fonction par suite d'une vive frayeur dont elle fut saisie durant une de ses dernières époques cataméniales, à la nouvelle de la mort prématurée d'une personne qui lui était chère. Dès ce moment, le désordre le plus profond se déclara dans les fonctions digestives, assimilatrices et nutritives. Un éréthysme nerveux effrayant vint compliquer cette terrible affection, et, en moins de six mois, Mme S. T... fut méconnaissable. Pour moi, le désordre de la veine porte était le point culminant : aussi, par la sage combinaison d'un traitement hydrothermal, qui dura vingt-huit jours, eus-je le bonheur d'obtenir le meilleur des résultats. J'ai appris depuis lors que Mme S. T... était dans un parfait état de santé et qu'elle devait revenir à Ussat en 1865 pour corroborer cette amélioration.

VIe CLASSE.

MALADIES ORGANIQUES DU DOUBLE APPAREIL GÉNITO-URINAIRE.

Nous avons eu déjà l'occasion (dans la IVe classe de notre cadre nosographique) de mettre sous les yeux du lecteur l'exposé détaillé de toutes les affections nerveuses des organes génito-urinaires, avantageusement traitées par les eaux minérales d'Ussat-les-Bains. Nous avons dit, à ce propos, que ces sortes d'affections névropathiques sont le plus souvent liées à une lésion vitale ou organique de l'appareil générateur : il nous reste donc à énumérer présentement celles de ces diverses maladies et altérations organiques de l'appareil génito-urinaire de l'homme et de la femme, pour lesquelles les eaux d'Ussat fournissent une indication spéciale.

Premier genre. — ALTÉRATIONS DES ORGANES GÉNITO-URINAIRES DE L'HOMME. Les reins, la vessie et l'appareil génital de l'homme n'ont avec la veine porte que des rapports indirects et par anastomose ; néanmoins, il existe une très-grande sympathie entre ces organes et les viscères abdominaux qui contribuent directement à fournir le sang du système de la veine porte : ceci tient surtout aux anastomoses fréquentes et intimes qui existent entre les plexus abdominaux du grand sympathique et les nombreux rameaux nerveux fournis par la moelle épinière. Parmi les maladies qui atteignent les organes génito-urinaires de l'homme, les unes sont donc idiopathiques et les autres symptomatiques. Nous ne nous occuperons ici que des affections qui s'adressent directement à l'appareil organique.

Cinq espèces composent ce premier genre. Ce sont :

1° L'*hématurie* accidentelle et douloureuse spécialement due à une métastase goutteuse, rhumatismale ou hémorrhoïdale. Cette affection trouve à Ussat une médication hydro-minérale efficace par l'usage *intùs et extrà* (en bains, en douches et en boisson) de ses eaux thermales : tout autant que cette maladie est franchement congestive et comporte avec elle une lésion des plexus rénaux (du grand sympathique) qui, pénétrant dans la substance propre du rein en suivant les rameaux de l'artère rénale, donnent des filets aux capsules surrénales et aux artères capsulaires, dont elles forment l'enveloppe ou tunique vaso-nerveuse.

Mais, chaque fois que l'hématurie accusera un état constitutionnel habituel et que l'extravasation ou l'exsudation du sang sera due, soit à une ulcération de la *substance mamelonnée des calices* (*conduits rénaux*) ou du *bassinet* (réservoir qui se vide dans les uretères), soit à la présence d'un calcul rénal, l'usage des eaux d'Ussat est insignifiant, sinon nul ou nuisible et, partant, *contre-indiqué.*

Pour exprimer le fond de notre pensée sur cette double question, nous dirons : que, toutes les fois qu'il y aura coïncidence de l'affection calculeuse ou congestive des reins et complication de douleurs spasmodiques (coliques néphrétiques) de la partie avec une diathèse goutteuse ou rhumatismale, les eaux d'Ussat seront un puissant moyen de guérison ou de soulagement, soit en déplaçant le mouvement fluxionnaire, soit en ramenant le calme dans le désordre nerveux (du grand sympathique) qui préside à la sécrétion urinaire ; qu'au contraire, toutes les fois que les douleurs néphritiques seront dues à une diathèse humorale (dyscrasie, cacochimie, etc.), ou à une lésion organique profonde de l'organe sécréteur de l'urine, les eaux d'Ussat seront impuissantes, sinon nuisibles.

2° La *gravelle*. Cette affection très-commune de nos jours, où le raffinement du plaisir a été porté à son apogée, est habituellement liée à une diathèse goutteuse (1) (urique ou acide).

Contre cette espèce lithiasique, les eaux minérales d'Ussat sont de beaucoup inférieures aux eaux bicarbonatées sodiques, notamment à celles de Vichy, à moins qu'à cette diathèse urique ne soient intimement liés un élément nerveux intense et des exacerbations qui seraient l'effet de la médication, quelle qu'elle soit. Mais il n'en est pas de même lorsque la gravelle a le caractère *d'alcalinité* propre aux affections catarrhales de la vessie ou des reins; on appelle cette gravelle *phosphatique*. Dans ce dernier cas, en effet, nous ne craignons pas d'affirmer que les eaux bicarbonatées calciques d'Ussat, prises en bains et en boisson, sont d'une efficacité plus directe que celles de Contrexéville, de Pougues, de la Presle ou de Molitg, de Schlangenbad et d'Evian. Mon opinion, à cet égard, repose sur l'avantage incontestable qu'a Ussat sur les eaux dont nous parlons d'apaiser les troubles nerveux et de faciliter l'effet curateur des éléments minéraux *intùs et extrà*.

Il est donc bien important, avant de fixer son choix sur une station thermale, que le médecin ordinaire établisse un diagnostic positif, afin que son malade, guidé par le médecin des eaux, puisse recueillir de celles-ci tout le fruit qu'il est en droit d'en attendre.

3° Les *spasmes de la vessie* et les *douleurs spasmodiques* de l'urètre

(1) De tout temps, cette opinion a prévalu en pathologie. Hippocrate, Galien, Sydenham, Stahl, Barthez, Fouquet, et en ces derniers temps le savant M. Rayer, ont enseigné que la goutte et la gravelle sont deux maladies qui coïncident quant à leur origine et à leur essentialité, sinon dans leur existence absolue. La gravelle est le plus souvent le résultat d'une congestion métastatique; elle est la conséquence d'un déplacement fluxionnaire et d'un vice humoral concordant avec une lésion des plexus nerveux préposés à la sécrétion générale des humeurs et de l'urine en particulier.

Quant à nous, dans le courant de la saison de 1864, nous avons eu l'occasion de soumettre à un traitement hydro-thermal combiné deux malades atteints de symptômes non équivoques de gravelle liée à une affection goutteuse ou rhumatismale. — Chez deux autres malades, il y avait des coliques néphritiques résultant de l'arrêt subit d'un flux hémorrhoïdal. — Trois autres enfin étaient atteints de coliques néphritiques, accompagnées de gravelle, nonobstant les symptômes concomitants ordinaires : anorexie, spasmes dans les lombes s'irradiant jusqu'à la région vésico-anale, entéralgie, insomnie, etc. — Tous ces malades sont partis d'Ussat ou guéris ou en voie de guérison après l'usage rationnel et méthodique des eaux minérales, en bains, en douches, en boisson et même en injections à l'aide de la sonde pulvérisatrice de Luër.

dues à la présence d'une *ulcération* de la muqueuse de ce canal.— Ces douleurs trouvent à Ussat un entier soulagement et permettent d'avoir plus aisément raison de la cause qui entretient la diathèse. Cette espèce rentre dans les névroses liées à une lésion organique.

4° Le *catarrhe des voies urinaires*, sans complication de gravelle phosphatique.— Cette affection morbide est rarement liée à une diathèse qui puisse guider le médecin dans le choix d'une station thermale; mais, une fois passée à l'état chronique, elle marche constamment à côté d'une affection phlegmasique ou calculeuse de la vessie et des reins, ou à côté d'une lésion organique de l'urètre et même de la prostate. Cette espèce pathologique est le plus souvent greffée sur des constitutions délabrées, soit par cette maladie, soit par un état morbide quelconque qui a profondément ébranlé l'organisme. Dans ces cas, n'importe la condition diathésique ou accidentelle, les eaux d'Ussat, si elles ne provoquent pas une complète guérison, ont du moins l'heureux privilége d'apporter un énorme soulagement. Toutefois nous pouvons dire que lorsque la guérison n'est pas assurée, c'est que l'affection catarrhale des voies urinaires se relie à une lésion organique qu'il importe avant tout de dissiper avec soin. Pour toutes les variétés de cette espèce morbide, les eaux d'Ussat doivent être administrées en bains (prolongés de 33° à 36°), en boisson et en injection : agir autrement, c'est retarder inutilement une guérison sûre et atermoyer indéfiniment des souffrances qui ne font que tracer un plus large sillon dans l'économie corporelle.

5° Les *douleurs du testicule, de l'épididyme et du canal déférent* avec engorgement de ces parties, à l'occasion d'un fréquent orgasme vénérien et de sécrétion spermatique en excès sans excrétion de cette liqueur, ou par suite de violents désirs voluptueux.

Les eaux d'Ussat, en ces circonstances, doivent être prises à la fois en bains de 33° à 35° centigrades, en boisson et en douches périnéales (à l'aide de mon irrigateur) et anales..... Nous pouvons joindre ici quelques-unes des affections dont nous avons déjà parlé, telles que la spermatorrhée, les pertes séminales involontaires, le priapisme (principalement chez les hommes qui sont en contact avec le phosphore etc.) : tout autant de maladies provenant d'une lésion organique de la moelle épinière, des plexus sacré et hypogastrique ou des organes génitaux eux-mêmes.

Deuxième genre. — MALADIES DES ORGANES GÉNITO-URINAIRES DE LA FEMME. — En dehors des diathèses lymphatique, scrofuleuse et herpétique, qui, comme l'ont fort bien observé les pathologistes hydrologues les plus distingués, enrayent la marche naturelle des affections utérines et les éternisent en quelque sorte, les eaux thermo-minérales d'Ussat triomphent des maladies les plus revêches de ce genre, même de celles que l'art a réputées incurables. Nous ajouterons, en outre, que, lorsque une affection utérine est liée à un état constitutionnel (lymphatisme, scrofule, herpétisme, syphilis), les eaux d'Ussat ont l'immense avantage de faciliter la cure de la diathèse en dissipant la complication névropathique et phlegmasique. Du reste, il y a moyen de concilier les choses : ainsi j'ai obtenu les résultats les plus satisfaisants par l'emploi combiné de l'hygiène, des eaux et d'un traitement rationnel à l'aide de remèdes spécifiques ou spéciaux propres à combattre la diathèse ou état constitutionnel, l'atonie générale et les lésions organiques. Dans le cas où ces moyens seraient insuffisants, une fois l'état névropathique dissipé, on peut à l'aide d'une seconde cure par les eaux sulfureuses, sulfurées ou chlorurées sodiques et salines, par l'hydrothérapie, par la gymnastique, obtenir la résolution ou la guérison radicale de n'importe quelle affection organique (le cancer et le polype exceptés) de l'utérus et de ses annexes.

Quant aux affections des voies urinaires, elles sont, à peu de chose près, susceptibles du même traitement chez la femme que chez l'homme.

Seulement, il y aura à établir ici une différence de diagnostic et de traitement local dans l'appareil génito-urinaire externe.

Trois sous-genres comprennent les affections des organes génitaux de la femme, curables à Ussat. Ce sont : 1° les *maladies organiques des ovaires;* 2° celles de l'*utérus;* 3° celles du *vagin* et de *l'appareil génital externe.*

Premier sous-genre. — Les espèces principales de ce sous-genre pour lesquelles les eaux d'Ussat ont des indications comprennent : 1° les *congestions sanguines de l'ovaire* avec coexistence de douleurs névropathiques; 2° les *engorgements chroniques* isolés et douloureux de cet organe, ou associés à un désordre général de l'appareil génital.

Deuxième sous-genre. — Les nombreuses espèces qui composent cette deuxième catégorie sont : la métrite chronique, l'hypertrophie du corps et particulièrement du col utérin, la leucorrhée; les granulations et les ulcérations de l'intérieur du col de l'utérus et de la surface externe du museau de tanche; la métrorrhagie, l'aménorrhée, la dysménorrhée; les diverses variétés d'hystéroptose (prolapsus, déviations, renversement et hernie de la matrice); enfin certaines maladies des organes génitaux externes.

Nous avons eu l'occasion déjà de parler de la phlegmasie chronique de la matrice, de la leucorrhée ou pertes blanches, de la métrorrhagie, de la dysménorrhée et de l'aménorrhée : il ne nous reste donc qu'à nous arrêter un instant sur la métrite chronique, l'hypertrophie, les granulations et les ulcérations du col utérin, sur les différentes espèces de vices de situation de cet organe, sur la vaginite et les altérations de la vulve dans son ensemble.

Lorsque la métrite, une fois devenue chronique, se relie à une cause constitutionnelle, elle devient à son tour cause occasionnelle et prochaine de presque tous les désordres névropathiques qui constituent l'hystérisme, par suite de la répercussion de cet état anormal sub-inflammatoire sur le grand sympathique. Ainsi, la leucorrhée, la lochiorrhée trop abondante, la métrorrhagie, la dysménorrhée, l'aménorrhée, les ulcérations, les granulations, les hystéroptoses elles-mêmes, les abcès des grandes lèvres, le clitorisme et la vaginite peuvent la plupart du temps n'être que de simples complications de la métrite chronique ou d'un état phlegmasique réagissant sur les centres nerveux et particulièrement sur le grand sympathique, ce régulateur par excellence de toutes les fonctions de la vie organique.

Néanmoins, ces espèces morbides peuvent exister aussi d'une manière isolée et indépendante. A la suite de couches laborieuses, par exemple, il peut y avoir une métrite ou une métro-péritonite qui, guérie à temps, ne se compliquera d'aucun état pathologique secondaire ; mais, à l'occasion d'une semblable cause, il peut se déclarer le prolapsus, l'antéversion, la rétroversion, la chute complète, la hernie (hystérocèle) de l'utérus ou même le renversement complet (chose rare) de l'organe. En dehors de ces maladies purement mécaniques et locales, le catarrhe utérin, le catarrhe vaginal, et la vaginite peuvent avoir enfin une existence individuelle sans complication autre qu'un état névropathique qui, avec l'affection, se dissipe à merveille par l'action résolutive et sédative de nos eaux minérales.

LIVe OBS. — Mme T..., de M. (Tarn-et-Garonne), âgée de 34 ans, d'un tempérament lymphatico-bilieux, d'une constitution robuste en apparence, mais délicate, est mère de cinq enfants. Depuis ses dernières couches, elle souffre du bas-ventre; elle a une leucorrhée abondante et ne peut plus supporter le rapprochement sexuel. Voici son état, au moment où elle vient nous trouver : cardialgie; douleurs lombaires et hypogastriques; légère tumeur de l'ovaire droit avec douleurs vives au toucher, s'irradiant dans la cuisse du même côté; leucorrhée âcre, corrodant les parties génitales externes et y provoquant un prurit gênant; pesanteur au bas-ventre, sensible au toucher; maigreur générale, couleur terreuse de la peau; anorexie, vapeurs hystériques, etc. Examinée au spéculum, Mme T... nous offre à considérer une ulcération profonde tout le tour du museau de tanche; la lèvre supérieure du col est comme fendue en deux endroits; la perte qui suinte du col et de la plaie est épaisse, jaunâtre avec quelques stries sanguines. Il y a anémie et irrégularité du flux menstruel. — En face d'un pareil désordre, nous ordonnons ce traitement combiné : 1° vin de Seguin avant les repas, sirop de proto-iodure de fer, tisane de houblon; 2° nourriture tonique, eau ferrugineuse, exercice modéré au grand air et au soleil; 3° un bain par jour, d'abord à 35 et puis à 33° centigrades. — Boisson de la fontaine n° 1. — Après dix jours de ce traitement : pansements, trois fois par semaine; lotions du col utérin; injections à l'aide de mon pulvérisateur, avec une solution de teinture d'iode additionnée d'iodure de potassium; tous les deux jours enfin, injections ou douches utérines avec l'eau minérale à 30° (alternant avec les pansements).

Au bout de la quinzaine, l'amélioration fut sensible. Après quarante jours d'une semblable cure, Mme T... qui avait eu son flux cataménial d'une manière normale, quitta Ussat dans un état des plus satisfaisants.

LVe OBS.—Mme F... de X... (Haute-Garonne) est âgée de 30 ans; elle est d'un tempérament nervoso-sanguin et jouit d'une constitution saine. Elle a un renversement en avant de l'utérus, avec granulation du col; l'ensemble de l'économie est assez satisfaisant, sauf une irritabilité involontaire qui contrarie beaucoup la malade, naturellement calme et patiente. — Balnéation prolongée à 33° centigrades, douches utérines à 28°; exercice à pied et équitation; vers la fin du traitement thermal quelques lotions iodurées avec mon pulvérisateur vagino-utérin. Peu à peu les douleurs lombaires disparaissent, l'hypéresthésie cesse, et l'utérus reprend sa position normale. En moins de quarante jours, la maladie est en voie de guérison complète et Mme F... part très-contente (1).

Sont contre-indiquées pour les eaux d'Ussat :

1° Toutes les affections diathésiques, syphilitiques ou autres, avec ulcérations primitives ou secondaires ;

2° Les engorgements métastatiques ou congestifs des ovaires ;

3° Les tumeurs squirrheuses et cancéreuses des ovaires et de l'utérus ;

4° Les kystes ovariques, bien souvent confondus avec l'ovarite chronique.

VIIe CLASSE.

MALADIES DE L'APPAREIL VISCÉRAL ET PARENCHYMATEUX.

La composition chimique des eaux thermo-minérales d'Ussat doit être prise ici en sérieuse considération si l'on veut expliquer leur action minérale, tant élective qu'électro-dynamique sur les diverses maladies de l'appareil viscéral et parenchymateux.

Les eaux d'Ussat, nous l'avons dit à plusieurs reprises, ont été classées parmi les bi-carbonatées calciques, parce que le carbonate de chaux s'y trouve en très-grande quantité comparativement aux autres éléments chimiques qui entrent dans leur composition. Néanmoins, comme ces eaux ne doivent pas uniquement leurs vertus à la présence de ce sel, nous dirons qu'elles contiennent assez de sulfate de chaux pour qu'on leur reconnaisse les qualités des eaux séléniteuses, et une quantité de sulfate de magnésie suffisante pour faire admettre que ce sel contribue, en grande partie, dans leur action absorbante, résolutive et laxative,.... sans parler de la part que peuvent prendre à l'efficacité de ces eaux les carbonates de soude et de magnésie, les sulfates de soude et de potasse, le chlorure de magnésie, le gaz acide carbonique libre et la matière organique : éléments divers dont M. Filhol a constaté l'existence à côté de traces visibles de carbonate de fer.

(1) Nous pourrions multiplier les observations à ce sujet, car nous avons recueilli 250 cas de semblables affections. Mais le cadre restreint de cet opuscule nous impose le devoir de réserver pour une autre circonstance le compte rendu des faits importants que nous avons eu ou que nous aurons l'occasion de contrôler.

Si je fais un retour sur les propriétés et la composition chimiques des eaux minérales d'Ussat, c'est que leur action médicatrice élective et résolutive sur les affections viscérales ou parenchymateuses trouve une explication rationnelle, expérimentale et scientifique dans la puissance reconnue de leurs éléments minéralisateurs : abstraction faite de la part active que prennent dans les phénomènes médicateurs l'électricité et la chaleur inhérentes à ces eaux minérales.

En résumé, les affections viscérales et parenchymateuses qui sont spécialement indiquées comme curables à Ussat sont . les engorgements glandulaires primitifs et sans induration bien prononcée ; la tuméfaction des viscères parenchymateux du ventre, du foie, de la rate, du pancréas ; l'ictère chronique : les engorgements de la veine porte et de la circulation abdominale, les engorgements mésentériques et utérins ; les congestions spasmodiques vers le cerveau, les poumons, le cœur, l'estomac, le foie, la rate, les intestins, l'utérus, les reins et la vessie ; le catarrhe vésical et utérin ; les phlegmasies chroniques des membranes muqueuses du pharynx, du larynx, des poumons, des paupières, des organes génito-urinaires ; la pléthore de l'utérus avec ou sans hypertrophie de l'organe ; les engorgements et les obstructions des viscères abdominaux avec accumulation de bile ou de mucosités ; les congestions hémorrhoïdaires avec spasmes violents dans la région anale ; l'asthme spasmodique ou convulsif ; la constipation opiniâtre avec paresse des organes digestifs, les engorgements et les tumeurs commençantes des ovaires, des testicules, de la prostate et du mésentère ; enfin certaines affections mal déterminées de la moelle épinière et du cerveau, pouvant provoquer, soit des troubles profonds dans l'innervation, soit des désordres organiques graves, soit une irritation spinale congestive qui se traduit ou par un état hypéresthésique (convulsions, mouvements anormaux, etc.), ou par un état asthénique général ou local (paralysie générale, hémiplégie, paraplégie, etc.).

Les eaux d'Ussat ont une action des plus accentuées sur toutes les affections qui composent cette classe ; mais il est bon d'ajouter qu'elles doivent cette efficacité à leur emploi combiné en bains, en douches de toute sorte, en boisson, en inhalations, etc.

LVIe OBS. — M. O... de O. (Ariége) est un jeune homme âgé de 27 ans. D'un tempérament bilioso-sanguin et d'une forte constitution, il est porté à la mélancolie et se croit gravement malade. A l'entendre, il aurait dans le ventre un organe qui s'ulcère. Coliques, diarrhée (acide) accidentelle, lorsqu'il boit quelque liqueur, surtout l'absinthe; petites tumeurs abdominales disséminées çà et là et douloureuses au toucher; anorexie, dyspepsie; constipation alternant avec la diarrhée (acide); état nerveux général, anxiété, désespérance. — Il est évident que nous avions à faire ici à un engorgement des ganglions mésentériques, avec trouble fonctionnel des organes digestifs et hypéresthésie par action réflexe des plexus mésentériques inférieur et supérieur sur la moelle épinière. J'ordonnai un bain prolongé à 36° tous les jours, deux verres à jeun de l'eau de la buvette no 1, des douches anales à 35° alternées avec une douche à percussion le long du rachis. Nourriture fortifiante et lactée, bon vin, exercice régulier à pied, équitation. — Vingt-huit jours d'une cure hydrothérapique ainsi combinée produisirent un effet salutaire sur l'organisme : effet qui réagit d'une manière si avantageuse sur le moral que M. O..., reprit à l'instant son caractère et son humeur ordinaires.

LVIIe OBS.—M. F... de B. (Ariége), âgé de 24 ans, d'une bonne constitution, d'un tempérament bilioso-nerveux, a l'humeur un peu sombre; il ressent des douleurs vives qui de la nuque s'irradient dans toute la tête et le long de l'épine dorsale; il est parfois étourdi et perd la mémoire; il éprouve souvent de profondes inquiétudes sur son état, et en ces moments se trouve atteint de fortes palpitations. Son sommeil est agité : au réveil, grande fatigue le long de la colonne vertébrale. Les digestions sont difficiles, la nutrition est incomplète. Lorsqu'il a mangé il tombe dans une surexcitation nerveuse sensible; il a de la faiblesse dans les jambes; les selles sont liquides et trop souvent répétées. Son état de torpeur est tel qu'il faut l'invectiver pour le réveiller de son apathie. — M. F... est soumis à l'usage des bains à 30° combinés avec la boisson de l'eau de la buvette n° 1 et les douches à percussion sur la nuque ou le long de la colonne vertébrale. Vers la fin de la cure thermale, M. F... ne faisait plus usage que des douches écossaises, alternées avec des douches à percussion sur la région du rachis et avec des douches rectales prolongées. Exercice forcé, nourriture tonique. Après vingt-cinq jours de ce traitement, l'harmonie avait été rétablie en grande partie, et M. F... quitta Ussat avec la conviction que sa maladie, regardée naguère comme incurable, céderait à la puissance de nos eaux dont les effets se font ressentir surtout après la saison thermale.

CHAPITRE III.

De la Stérilité et de son traitement à Ussat.

La cause *absolue* de la *stérilité*, en des conditions réputées normales de la part des deux époux, est et restera un mystère impénétrable à la science (1), à laquelle il ne sera peut-être jamais permis

(1) Il importe par-dessus tout de ne pas confondre la *génération* dont les conditions physiologiques et anatomiques sont absolues, avec la *fécondation* dont les conditions, au contraire, sont purement relatives (dans l'état normal) et tellement problématiques que, en dehors du fait expérimental physiologique, par le rapprochement des sexes, il ne nous sera jamais possible de porter un diagnostic et de trouver la cause prochaine et réelle de la *stérilité*. A cet égard, le champ seul des probabilités est ouvert aux investigations : heureux lorsque nous pouvons, par le choix intelligent de certains agents thérapeutiques, modifier l'organisme et rendre aptes à la reproduction tels époux qui se croyaient condamnés à une stérilité éternelle.

L'incertitude de la science est indubitable à cet égard, et nous n'avons (pour en donner une preuve irréfragable) qu'à rappeler ici les mille suppositions émises de tout temps sur la *génération*, ainsi que les incessantes luttes des partisans de l'*aura seminalis* avec les *épigénétiques*, les *évolutionistes*, les *ovaristes* et les *animalculistes*, dont l'opinion a fini par prévaloir, ce qui n'a point empêché que la double question de la *génération* et de la *fécondation* ne fût un perpétuel sujet de discorde entre les médecins et les naturalistes. Deux mots seulement touchant les théories diverses de ces derniers.

Quatre opinions différentes ont été émises par les *animalculistes*. Ce sont : 1° celle de l'*ascension instinctive des spermatozoïdes* vers les ovaires (Leuwenhoëck et Heule en ont été les principaux instigateurs); 2° celle du *transport* de la semence et de *l'ascension* des spermatozoïdes à l'aide des cils vibratiles qui tapissent la muqueuse de l'utérus et des trompes de Fallope (ce système a été soutenu par J. Mulle et Sharpey); 3° l'opinion qui s'arrête à admettre que la semence du mâle est *transmise* par l'utérus et les trompes à l'aide d'un *mouvement vermiculaire* de ces organes mêmes; 4° enfin, la plus probable de toutes qui est celle émise par Spallanzani, Pierre Rossi, Nicolas Branchi et Hunter. Ces habiles expérimentateurs ont observé que, au moment du coït, par la puissance du spasme organique, il s'opère une *succion* qui fait le vide et permet au sperme de faire une prompte et profonde ascension. MM. Coste et Pouchet ont récemment encore soutenu et démontré la même théorie; seulement, ils ont ajouté que c'est en vertu de la *capillarité* que ce phénomène s'opère avec la condition préalable et expresse de l'humidité ou de la viscosité des muqueuses utérine et fallopienne. Plusieurs cas de fécondation artificielle ont prouvé l'authenticité de cette théorie. Nous pouvons même ajouter que Hunter, Brache et Fouilhou ont cité un cas de grossesse obtenu artificiellement par un homme (atteint d'hypospadias), à l'aide d'une injection spermatique (faite en moment opportun) avec une seringue, etc. Voilà pour le fait scientifique expérimental physiologique!...

autre chose que de constater et de contrôler expérimentalement les faits tels qu'ils se présentent à son observation. Ce n'est point ici, du reste, le lieu de nous appesantir sur ce que cette question offre à l'esprit de problématique ou de fictif, et nous ne nous arrêterons pour le moment qu'à l'appréciation des conditions extra-physiologiques et pathologiques de la stérilité : conditions qui constituent la base des indications de l'opportunité thérapeutique des eaux d'Ussat, comme agent médicateur ou curateur propre à modifier l'économie corporelle et à rendre aptes à la génération des organes jusqu'alors stériles ou ne remplissant qu'imparfaitement le rôle important que la nature leur a dévolu.

On ne saurait prétendre que la stérilité soit la conséquence absolue d'un état pathologique des organes génitaux, pas plus qu'il ne serait exact de soutenir que l'impuissance est, sans exception, le résultat d'une affection générale ou locale. On ne doit pas, en effet, considérer comme telles : 1° les *difformités organiques congéniales* qui sont des écarts de la nature, qu'il est seulement permis à la chirurgie de redresser ; 2° les monstruosités qui ne sont déjà plus du ressort de l'art de guérir, et que la science médicale ne peut que constater. Nous n'avons donc à considérer ici que la *stérilité relative* (dans ses conditions extra-physiologiques et pathologiques) ; nous devons même la circonscrire en d'étroites limites et n'étudier que les circonstances accessibles à l'observation clinique ou pouvant être vérifiées par l'expérimentation raisonnée.

L'*ovulation*, la *menstruation* (chez la femme) et la *sécrétion spermatique* (chez l'homme), telles sont les conditions naturelles de la génération. L'absence complète de l'une d'elles a pour conséquence nécessaire l'*impuissance* et la *stérilité* (1).

Quant aux causes ou conditions physiologiques anormales ou pathologiques de stérilité susceptibles d'être modifiées avantageusement sous l'influence des eaux minérales et spécialement des eaux thermales d'Ussat, elles varient suivant qu'elles diffèrent dans leur origine.

(1) Chez la femme, l'*occlusion* du vagin ou de l'utérus (dont nous avons observé trois cas dans nosre pratique) ; chez l'homme, l'*état rudimentaire* du pénis, la *brièveté du frein*, l'*hypospadias* et l'*épispadias* sont des causes d'impuissance et de stérilité relatives auxquelles l'art peut souvent remédier à l'aide des secours chirurgicaux, mais contre lesquelles les eaux minérales et toute médication interne sont sans efficacité.

Ce sont : 1° un *vice* radical dans la *constitution*, le *tempérament* et l'*idiosyncrasie* de chaque sujet pris individuellement; 2° l'*atonie générale* de l'organisme (par vice de nutrition'ou par trouble profond dans l'innervation), ou l'atonie *locale* et n'attaquant que l'appareil génital; 3° une *affection diathésique*, notamment syphilitique; 4° l'*orgasme* ou l'*hypéresthésie* habituelles des parties (avec profusion spermatique chez l'homme), épuisant la vitalité organique et portant obstacle à l'accomplissement régulier de l'acte vénérien; 5° l'*anesthésie* ou l'*insensibilité* plus ou moins prononcée de ces mêmes organes, entraînant une difficulté très-grande, l'impossibilité même de l'accomplissement de la copulation; 6° l'*onanisme* dans les deux sexes; 7° de *violents désirs* érotiques donnant lieu à des désordres organiques profonds, tels que les pertes séminales involontaires, les pollutions nocturnes, les troubles, même les plus graves, dans le centre cérébro-spinal (d'où l'aberration ou l'annihilation des facultés intellectuelles, conséquence forcée de ces pratiques honteuses que réprouve la morale et qui, tout en dégradant l'homme, lui enlèvent à jamais sa puissance prolifique); 8° les idées lascives et la tension continuelle du cerveau sous l'influence de pensées et de désirs érotiques; 9° une imagination ardente indocile aux lois de la morale et fatalement liée à de violentes passions concentrées et à une longue abstinence; 10° l'abus du coït et de la lubricité; 11° des travaux excessifs de l'intelligence et de poignants chagrins; 12° les excès de table, l'obésité, l'ivrognerie, l'usage habituel et excessif des opiacés, du tabac, du café même (1) (d'après quelques auteurs) et surtout des boissons alcooliques; 13° enfin, la trop grande différence d'âge, le défaut de sympathie entre époux; surtout certaines habitudes coupables et contre nature entre conjoints. Voilà tout autant de causes physiques, morales et organico-physiologiques qui peuvent provoquer, préparer et entretenir la stérilité.

(1) Dans la tournée scientifique que j'ai faite en Belgique, en Prusse, en Hollande et dans le nord de la France durant les loisirs que m'a donnés ma villégiature thermo-minérale de 1865, j'ai observé, entre autres choses remarquables, que les habitants de ces contrées, naturellement froids et buvant beaucoup de café et de liqueurs, ont de nombreux enfants, contrairement à l'opinion de ceux qui pensent que le fréquent usage de ces breuvages est une cause de stérilité. J'ai fait en 1859 la même observation en Vénétie et en Lombardie : ce qui prouve une fois deplus que l'habitude, en émoussant la sensibilité, détruit l'action directe de toute substance, et, dans l'espèce, du café sur l'économie corporelle.

En dehors de ces causes, il en est d'autres bien autrement puissantes et redoutables, vu l'altération intime qu'elles provoquent dans les solides ou les liquides de l'économie vivante. Les principales sont : 1o chez l'homme, le priapisme (pathologique), la blennorrhagie, la gonorrhée, les écoulements syphilitiques, les engorgements des cordons testiculaires et spermatiques, du canal déférent, des conduits séminifères et de la prostate; 2o chez la femme, la métrite, la métro-péritonite, l'ovarite et toute phlegmasie de l'appareil génital interne, la leucorrhée abondante, le spasme du vagin et du col utérin, les troubles menstruels, l'aménorrhée, la dysménorrhée, la métrorrhagie, l'hystéricie et l'hystéralgie, l'inertie nerveuse de la matrice, l'hypertrophie ou engorgement du col utérin, avec ou sans granulation et ulcération, l'hystéroptose (antéversion, rétroversion, prolapsus et renversement de la matrice), la passion hystérique (nymphomanie, fureur utérine, utéromanie), etc.

En face de pareils désordres, quelle est l'eau minérale qui doit revendiquer le privilége absolu de pouvoir, en vertu d'une action directe et spécifique, guérir la stérilité? Quelque puissant qu'il soit, un agent hydrothérapique quelconque ne peut exercer sur l'ensemble de l'économie corporelle qu'une influence relative, indirecte et, pour parler notre langage ordinaire, une action réflexe et médiate, tant sur les humeurs, en combattant la diathèse morbide, que sur le double système nerveux cérébro-spinal et trisplanchnique, en rétablissant l'ordre et l'harmonie dans l'exercice des fonctions vitales et organiques.

Or, toutes les fois qu'une cause diathésique et constitutionnelle dyscrasique entrera en ligne de compte dans le diagnostic de la stérilité, il convient d'avoir recours aux eaux minérales qui, en vertu de leurs qualités physiques, chimiques et thermales, sont particulièrement aptes à remplir les conditions thérapeutiques indiquées par la nature de l'affection et le siége de la maladie (1). Les sources de

(1) Les eaux minérales bicarbonatées ou chlorurées sodiques agissent avec plus d'avantage sur les organisations débiles et les tempéraments lymphatiques; les eaux ferrugineuses, salines et de mer ont une action plus prononcée dans l'asthénie, l'anémie, l'atonie et la scrofule; les eaux faiblement minéralisées ont une influence spéciale sur les personnes délicates et irritables; les eaux bicarbonatées calciques, *Ussat en tête*, sont particulièrement antispasmodiques : combinées avec une bonne hygiène, une nourriture tonique, la gymnastique, l'équitation et l'insolation, elles

Quinto et de Caldas (en Espagne), celles d'Encausse, de Bagnères-de-Luchon et surtout d'Aulus (en France), sont spécialement indiquées, lorsque, à la stérilité, est inhérente une diathèse syphilitique ou herpétique et dyscrasique quelconque. Ax, Bagnères-de-Luchon, Uriage et les eaux sulfureuses en général ont un succès avéré, quand on doit agir sur un tempérament scrofuleux ou lymphatique compliqué d'un engorgement utérin ou d'une leucorrhée dyscrasique unis à une diathèse dartreuse, galeuse, ou résultant de la répercussion d'une éruption cutanée. Les eaux d'Aix-la-Chapelle, d'Évian, de Spa, d'Uriage, d'Ems, de Bagnères-de-Bigorre, auront un emploi spécial dans les cas de stérilité où la constitution lymphatique dominera sans autre complication diathésique. C'est à Andabre, à Vals, à Vichy, à Angustenbad (Saxe), à Benavente (Espagne), à Castellamare (Naples), à Forges, à Salins et aux bains de mer surtout, que les constitutions débiles, l'asthénie, l'anémie, l'atonie et la scrofule trouveront une médication active et salutaire contre les engorgements viscéraux, métastatiques ou idiopathiques, et contre les vices de tonicité locale reconnus comme cause de stérilité. Les eaux minérales de Néris, de Plombières, de Contrexéville, de Luxeuil, de Swalbach et d'Ussat, seront particulièrement administrées dans les cas d'inaptitude prolifique, toutes les fois que celle-ci sera liée à un état hypéresthésique de la fibre organique. Ussat enfin remplira une indication spéciale et complexe dans les nombreux cas où, abstraction faite de tout soupçon de diathèse dyscrasique quelconque (syphilis, dartres, gale, scrofule), la stérilité reconnaîtra (dans l'un comme dans l'autre sexe) pour cause essentielle : 1° une altération vitale ou fonctionnelle de l'appareil génital, sans lésion organique locale appréciable aux investigations de l'art; 2° une lésion organique essentielle, inflammatoire ou purement du ressort de l'art, avec ou sans désordre notable dans le jeu fonctionnel du système générateur; 3° enfin une lésion vitalo-organique donnant particulièrement lieu à des symptômes non équivoques de névropathie générale ou locale et à des altérations fonctionnelles et organiques, plus ou moins remarquables, mais toujours accessibles aux sens.

obtiennent de très-beaux résultats, toutes les fois que leur emploi thérapeutique est sérieusement indiqué, dans l'impuissance comme dans la stérilité pathologique (sympathique et symptomatique) dont les exemples ne sont pas rares.

I. Dans le premier cas, c'est-à-dire lorsque la stérilité sera liée à un désordre vital sans lésion appréciable, le sujet présentera à l'observation une tristesse et une anxiété générales coïncidant avec des signes évidents d'anémie, de chlorose ou de chloro-anémie qui dénotent un profond désordre dans les fonctions nutritives et conséquemment dans le système nerveux trisplanchnique qui préside à leur accomplissement normal. Une semblable affection, en effet, peut avoir pour résultat médiat, dans l'espèce, la dysménorrhée, l'aménorrhée, la stérilité enfin. En pareille occurence, j'ose l'affirmer avec certitude, les eaux d'Ussat ont une puissance médicatrice rare, et, en rétablissant l'harmonie générale, elles favorisent si bien le jeu fonctionnel de l'appareil de la génération qu'on doit presque toujours espérer que la maternité sera la conséquence de leur emploi hydrothérapique rationnel.

Le mode d'administration des eaux bicarbonatées calciques d'Ussat, pouvant dans le présent cas, être varié selon l'idiosyncrasie du sujet, comprend l'usage simple ou combiné (avec une sage médication interne) de ces eaux : 1° en bains (du n° 30 au n° 40 et même 44), c'est-à-dire depuis 30 jusqu'à 35° centigrades; 2° en boisson (buvette n° 1) ; 3° en douches écossaises, vagino-utérines et anales (1). La sagacité du médecin suppléera aux modifications accidentelles.

II. Dans la deuxième catégorie d'affections qui peuvent amener ou entretenir la stérilité, nous devons classer toutes les affections organiques de l'utérus et de ses annexes, dont nous avons déjà assez longuement entretenu le lecteur dans un chapitre spécial. Aussi ne nous y arrêterons-nous qu'en passant et simplement dans le but de rappeler aux malades (aux personnes du sexe particulièrement) qu'elles ne sauraient jamais être assez prudentes dans l'usage des eaux d'Ussat, tant en bains qu'en boisson, quelque innocuité qu'on ait voulu attribuer à leur emploi, même abusif. Je répéterai en outre à cette occasion aux personnes atteintes de lésions organiques liées à une névropathie locale ou générale et chez lesquelles le flux menstruel est encore régulier, *qu'elles ne doivent jamais et sous*

(1) Le malade pourra suivre pour règle en ceci les indications que j'ai données dans les divers endroits de ce livre où j'ai parlé de la chlorose, des névroses générales et locales, des lésions organiques de l'utérus, et où j'indique les diverses méthodes à suivre pour le traitement hydrothérapique simple et mixte, suivant chaque affection.

aucun prétexte user de la double balnéation, surtout pendant l'époque critique des menstrues : une pareille imprudence pourrait leur coûter la vie, sans compter les nombreuses incommodités auxquelles cette pratique donne habituellement lieu.

III. Il peut arriver enfin que la personne qui vient chercher à Ussat un remède contre la stérilité soit atteinte d'une double lésion vitale et organique, dans lesquelles prédomine l'élément nerveux ou spasmodique. On reconnaîtra aisément ce double caractère aux signes suivants : faiblesse générale, anorexie, dyspepsie même à l'approche des mois (chez la femme), borborygmes, tiraillements et douleurs profondes dans les hypochondres, avec vapeurs hystériques, douleurs plus ou moins prononcées à l'épigastre, entre les omoplates, à l'hypogastre et aux reins, notamment pour les femmes chez lesquelles la matrice a subi un déplacement quelconque; dégoût des amusements mondains, amour de la solitude et des plaisirs honnêtes et tranquilles (parfois néanmoins, lorsqu'il existe une hypéresthésie locale, la malade peut éprouver de violentes secousses qui réveillent un sentiment voluptueux) ; flaccidité des chairs qui perdent en même temps leur incarnat, perversion presque habituelle dans l'écoulement menstruel, phlogose des membranes vaginales, au début; pâleur prononcée de la muqueuse vagino-utérine, lorsque la maladie est ancienne ; hypertrophie simple du col avec ou sans ulcération ou granulation du museau de tanche; écoulement utérin plus ou moins prononcé, âcre et chargé de stries sanguinolentes ; névropathie générale avec ou sans perversité de sensibilité locale, s'irradiant des plexus ganglionnaires sacrés et hypogastriques sur le centre nerveux cérébro-rachidien.

Dans le cas d'*ovarite chronique*, la stérilité est une conséquence nécessaire de la maladie locale. On reconnaît facilement cet état pathologique à la coexistence de symptômes presque inséparables qui sont : douleur profonde avec ou sans tuméfaction appréciable dans les régions ovariques (le plus souvent du côté droit) ; douleur devenant plus sensible par la pression, s'irradiant dans les hypochondres et les lombes, d'une part, et, d'autre part, dans les deux régions antérieure et externe des cuisses, ou dans une seule de ces régions, du côté de l'ovaire malade. Nonobstant certaines lésions plus graves encore de cet organe, telles que : hypertrophie, engorgement, tumeur, kyste, ovariques, etc.

Pour ce qui est des lésions de situation de l'organe utérin, elles comprennent depuis le plus léger relâchement des ligaments larges et la moindre déviation jusqu'au prolapsus complet (hystérocèle) et au renversement de l'utérus lui-même. Ce dernier genre de lésion ne peut qu'être modifié par les eaux d'Ussat lorsqu'il atteint un haut degré; mais dans les cas les plus ordinaires de déviations latérales, antérieure ou postérieure, l'hystéroptose trouve, dans l'usage rationnel de ces eaux minérales en bains et en douches surtout, un amendement salutaire.

L'avantage qu'on trouve dans l'emploi des eaux thermo-minérales d'Ussat contre toutes les causes de stérilité que nous venons d'énumérer, c'est la possibilité de pouvoir en user en bains (entiers et de siége) (1), en boisson et en douches de toutes sortes.

Il est évident que, dans les circonstances diverses qui se relient à la stérilité, il y a toujours une double indication à remplir, et que l'emploi de l'hydrothérapie, *intùs et extra*, est obligatoire. Prises en *boisson*, les eaux bicarbonatées et sulfatées basiques d'Ussat agissent spécialement sur les sucs gastriques et abdominaux; elles relâchent l'intestin, modifient profondément la chylification et deviennent un puissant correctif dans l'acte ultime et suprême de la vie organique, la nutrition. La chaux, la magnésie à leur tour agissent sur les ganglions mésentériques et les rendent particulièrement propres à accomplir leurs fonctions.

L'expérience prouve en outre que, sous forme de *bains* (au degré voulu), les eaux d'Ussat deviennent un agent antispasmodique (tonique ou hyposthénisant) très-efficace. Pendant l'immersion plus ou moins prolongée du corps dans l'eau d'Ussat, j'ai vu, conformément à ce qu'a observé le savant et judicieux auteur des *Études sur l'électricité des eaux minérales*, M. le professeur Scutteten (2), se manifester chez les malades des signes non équivoques

(1) Au moment d'imprimer ces lignes, une correspondance d'Ussat m'assure que, malgré l'engagement formel qu'avait pris l'administration de l'établissement, on n'a pas encore construit les trois baignoires de siége que nous avions demandées; espérons que, plus clairvoyante pour ses propres intérêts, nonobstant le salut des malades, cette administration tiendra sa parole pour 1866.

(2) J'ai eu depuis lors l'occasion de voir mon très-honoré confrère M. Scutteten à Metz : nous avons répété ensemble des expérimentations de la plus haute importance, démontrant la vérité des assertions émises par ce savant médecin.

de la vertu élective et électro-dynamique de nos bienfaisantes eaux. C'est ainsi qu'il nous est possible d'expliquer la puissance de nos eaux minérales, toutes les fois que le calme et l'harmonie ont été apportés (par la balnéation seule) au milieu de désordres nerveux et fonctionnels parfois effrayants. Comment pouvoir, du reste, expliquer les cas si fréquents de fécondité chez des personnes depuis longtemps stériles ?

Administrées en douches locales ou générales, ascendantes, en pluie fine ou en spire, écossaises ou en jet unique et direct, etc., les eaux minérales d'Ussat-les-Bains sont un énergique moyen curateur agissant comme tonique et résolutif en bien des cas, même graves, de tumeur et d'engorgement organique, comme aussi dans certains cas de phlegmasies des viscères abdominaux et d'altérations du système nerveux, liées à un état de stérilité, dans les deux sexes (1).

N'oublions pas enfin de dire que, à ces différents modes de cure hydrothérapique, il est indispensable de joindre ici, comme toujours, une hygiène sévère, un exercice régulier, de la gymnastique même et des distractions en rapport avec l'état moral des personnes soumises à un traitement hydro-minéral.

Nous ne pouvons terminer cet intéressant sujet sans revenir sur nos recommandations touchant l'usage abusif des eaux d'Ussat, voire même dans l'espoir d'une fécondité réelle. Tout le monde connaît les excès coupables auxquels se laissent aller quelques dames à la Bubensquelle d'Ems: nous en avons été témoin nous-même. Il ne doit pas en être ainsi à Ussat, et, en finissant nous posons comme condition absolue de succès dans cette station *l'emploi méthodique et rationnel de ses eaux thermales*, que le médecin seul peut avantageusement diriger. Alors, mais seulement alors, Ussat pourra devenir une Sinuesa nouvelle où le beau sexe ira chercher, non en vain! les précieux avantages de la maternité.

(1) En dehors des nombreux exemples de fécondité (après un état de stérilité avéré), cités par les divers auteurs qui ont écrit sur Ussat et notamment par mon honorable confrère M. Ourgaud, je signalerai trois cas remarquables pris parmi mes clientes qui, ayant fréquenté notre établissement en 1864, ont eu le bonheur de devenir mères après une cure sagement dirigée. L'historique de ces faits trouvera place dans une œuvre postérieure ayant trait à des études spéciales sur le traitement des affections utérines par les eaux minérales.

IIe PARTIE

Hygiène thermo-minérale. — Solidarité des sources minérales de l'Ariége. — Compte rendu de la saison de 1864. — Ozonométrie. — Desiderata. — Conclusions.

Un concours imprévu de circonstances majeures et les nouvelles occupations auxquelles j'ai dû me livrer pendant ma villégiature hydro-thermale de 1865 m'ayant forcé de suspendre ce travail au moment où j'y mettais la dernière main, je me suis vu dans la nécessité de retrancher les considérations d'hygiène hydrothérapique et les autres questions qui devaient faire le sujet de la troisième partie de ces études. Mais ce n'est là qu'un simple retard; car ces questions trouveront parfaitement leur place dans un *Traité général sur les eaux minérales* que je me propose de publier en temps opportun.

Je passe donc immédiatement aux conclusions.

CONCLUSIONS.

Le titre seul de cet opuscule indique assez par lui-même quel a été notre but en publiant les présentes études sur une station thermo-minérale dont les bienfaits et les avantages ne sont encore connus que d'un très-petit nombre de médecins. Nous sommes vraiment heureux d'avoir été le premier à mettre sous les yeux de la Société d'hydrologie médicale de Paris le tableau fidèle des vertus thérapeutiques des eaux d'Ussat dans une foule d'incommodités, de maladies et d'affections qui n'ont pas encore été déterminées d'une manière exacte et parfaite. Le cadre nosographique que nous avons dressé de ces divers états morbides (serait-il incomplet) aura du moins le mérite d'avoir redressé les erreurs commises avant nous et d'avoir ouvert une voie large et plus sûre à ceux qui, après nous, seront appelés à veiller à l'intérêt médical d'Ussat-les-Bains.

Un fait de la plus haute importance, constaté par la science et démontré par l'expérience des siècles, c'est que *l'on ne saurait sans danger faire un usage arbitraire des eaux minérales*. Une autre vérité non moins évidente et qui reçoit tous les jours une confirmation nouvelle, c'est que *le choix d'une eau minérale quelconque doit être, pour les médecins ordinaires, l'objet d'un examen consciencieux et raisonné, basé sur les données scientifiques de l'expérimentation.*

Sous l'œil vigilant de l'autorité supérieure, l'hydrologie médicale est appelée à remplir d'ores et déjà un rôle des plus sérieux en thérapeutique : celui de remplacer l'empirisme par une méthode curative vraie appuyée sur l'observation clinique et d'épargner au malade les conseils funestes d'une routine grossière ou désastreuse.

Je me plais à reconnaître ici les méritants travaux de mes prédécesseurs à l'inspection d'Ussat; mais je tiens aussi à honneur de faire remarquer que, au point de vue de l'*étiologie* et du *diagnostic* des affections qui ont à Ussat des indications spéciales, il existait des lacunes regrettables et une confusion réelle dans le cadre nosologique tracé à grands traits par les auteurs qui ont écrit sur cette station. Il importait donc de porter la lumière dans cette question majeure. C'est vers ce but qu'ont tendu tous mes efforts. J'ai soumis moi-même les eaux thermo-minérales d'Ussat à une nouvelle analyse physico (1) chimique, guidé que j'étais dans ce travail difficile par les enseignements de deux savants maitres, MM. Filhol et Ossian Henry. Au point de vue médical, j'ai saisi avec avidité toutes les occasions pour contrôler par mon expérience personnelle ce que la science et les travaux d'une respectable série de médecins-inspecteurs m'avaient déjà appris sur les effets des eaux d'Ussat-les-Bains. En outre, recueillant avec une exactitude scrupuleuse tout ce que mes connaissances en physiologie, en pathologie et en clinique

(1) L'air de la vallée d'Ussat est très-pur et sans miasmes; les brouillards ne descendent jamais dans les gorges de l'Ariége, s'arrêtent habituellement à la crête des monts, à 300 mètres au-dessus de la rivière, et amènent souvent une pluie passagère qui vient réjouir la nature, en rafraîchissant l'atmosphère. Nos recherches sur l'ozone à l'aide du papier jaune de Sédan nous ont fourni les résultats les plus favorables : nous avons (en suivant le procédé de M. Grellois) constamment obtenu la teinte entre 7, 10 et 12 de la gamme ozonométrique. Il suit de là que l'air respiré à Ussat, léger tonique et vivifiant, facilite l'hématose et favorise la circulation.

pouvaient me fournir, j'ai été amené, par voie d'induction et de déduction, à découvrir dans les sources thermo-minérales du mont Ramploques *une action élective* (entrevue par M. Ourgaud) et *une action électro-dynamique* (passée sous silence avant moi) qui, à elles deux, embrassent l'ensemble des nombreuses indications et contre-indications thérapeutiques dont ces eaux sont susceptibles. Mes assertions, fondées sur une masse d'observations répétées et explicites, démontrent d'une manière irréfragable : 1° la puissance élective des eaux d'Ussat sur certaines affections des muqueuses et de l'appareil locomoteur ; 2° leur influence spéciale sur les maladies spasmodiques en général ; 3° leur action électro-dynamique sur le système nerveux ganglionnaire ou l'appareil du grand sympathique ; 4° leur efficacité contre toutes les affections de la veine porte ; 5° leur vertu en quelque sorte exceptionnelle contre les désordres des organes génito-urinaires.

Divisant en sept classes principales les divers états morbides curables à Ussat, nous avons soigneusement énuméré leurs genres et leurs espèces pathologiques. Nous nous sommes appesanti, avec intention, sur les maladies si nombreuses de l'utérus et nous avons terminé ces études médico-pratiques par quelques aperçus sur la stérilité, en appréciant et en discutant les conditions vitales et organiques qui (causes ou effets) trouvent à Ussat, presque toujours, soulagement réel ou complète guérison.

Telles sont, en résumé, les questions capitales qui font l'objet des présentes études. Puisse ce modeste travail obtenir l'approbation du public et la bienveillance de mes Confrères ; puisse-t-il servir à l'avancement de la science hydrologique et ajouter quelques lumières nouvelles à la thérapeutique des eaux minérales.

FIN

ERRATA

—

Page 28 — ligne 31, au lieu de 10 HO, *lisez* 5 HO.
Page 28 — ligne 32, au lieu de S^3, *lisez* SO^3.
Page 29 — ligne 19, au lieu de SO, *lisez* SO^3.
Page 29 — ligne 21, au lieu de 10 HO, *lisez* 5 HO.
Page 29 — ligne 22, au lieu de O3, *lisez* SO^3.
Page 29 — ligne 27, au lieu de 6 AO, *lisez* 6 HO.
Page 29 — ligne 28, au lieu de 5 O, *lisez* SO^3.
Page 29 — ligne 30, au lieu de 10 HO, *lisez* 5 HO.
Page 29 — ligne 31, au lieu de 53, *lisez* SO^3.
Page 31 — ligne 2, au lieu de HO, *lisez* 5 HO.
Page 31 — ligne 3, au lieu de HO, *lisez* 10 HO.
Page 31 — ligne 7, au lieu de Na O SO^3, *lisez* (Na SO^3 10 HO.)

TABLE DES MATIÈRES

PAGES.

A S. Exc. M. A. Béhic, ministre de l'Agriculture, du Commerce et des Travaux publics 5

Introduction 7

PREMIÈRE PARTIE

Prolégomènes et généralités historiques sur les eaux minérales. . 15

Chapitre 1er. — § 1. Topographie d'Ussat 19

§ 2. Propriétés physiques et chimiques des eaux thermo-minérales d'Ussat-les-Bains 23

Chapitre II. — § 1. Aménagement des eaux d'Ussat 24

§ 2. Mode d'administration. Emploi méthodique. Usage abusif 40

DEUXIÈME PARTIE

Études physiologiques et cliniques 46

Chapitre Ier. — § 1. Action physiologique, élective et électro-dynamique des eaux d'Ussat, employées en bains (chauds, tièdes et froids), en douches, en boisson et en vapeurs. — Indications et contre-indications. — Action combinée 46

PAGES.

CHAPITRE II. — ART. 1er. Vertus thérapeutiques des eaux d'Ussat. 67

ART. 2. Classification des maladies curables à Ussat et analyse clinique des sept classes d'affections qui trouvent dans ses eaux guérison ou amendement............. 69

Ire CLASSE. Maladies des systèmes cutané, muqueux et cellulaire.. 70

IIe CLASSE. Maladies du système musculaire et locomoteur....... 76

IIIe CLASSE. Maladies du système vasculaire..................... 81

IVe CLASSE. Affections nerveuses subdivisées en deux ordres : *Névropathies* et *névroses* générales et spéciales. 96 à 127

Ve CLASSE. Maladies du système veineux abdominal ou de la veine-porte.. 127

VIe CLASSE. Maladies du double appareil génito-urinaire de l'homme et de la femme.............................. 132

VIIe CLASSE. Maladies de l'appareil viscéral et parenchymateux..... 139

CHAPITRE III. — De la stérilité et de son traitement à Ussat...... 140

TROISIÈME PARTIE.

Hygiène thermo-minérale. — Solidarité des sources minérales de l'Ariége. — Compte rendu de la saison de 1864. — Ozonométrie. — Desiderata. — Conclusions.............................. 151

Paris.—Imp. de FÉLIX MALTESTE et Ce, rue des Deux-Portes-St-Sauveur, 22.

IRRIGATEUR VAGINO-UTÉRIN

A jets filiformes et pulvérisés

Du Docteur Th. BLONDIN

Membre de l'Académie de Halle, Médecin-Inspecteur des Eaux minérales, etc.

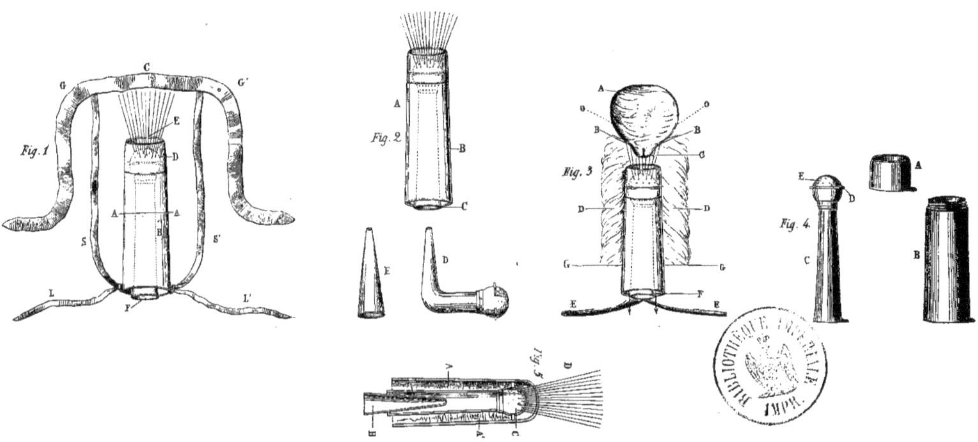

Fig. 1. — Appareil complet avec ceinture et sous-cuisses pour être appliqué directement par la malade qui pourra, seule et sans aide, prendre des injections et des douches ordinaires ou médicinales, soit dans un établissement thermal, soit chez elle. — Ceinture pelvienne. — SS' sous-cuisses (portion postérieure). — LL' sous-cuisses (portion antérieure) pouvant être fixée au bouton GG'. — AA' section médiane et perpendiculaire de l'Irrigateur vagino-utérin, laissant apercevoir la disposition intérieure de l'appareil. — F extrémité inférieure du tube métallique intérieur devant recevoir le bout d'une canule en cuivre ou en caoutchouc. — D extrémité supérieure du même tube, percée de petits pertuis laissant passer l'eau minérale ou médicamenteuse, en jets ou pulvérisée. — E forme sous laquelle le liquide injecté sort du tube. B espace compris entre le tube intérieur et la paroi interne du spéculum, permettant la sortie définitive du liquide.

Fig. 2. — Irrigateur vagino-utérin seul, sans ceinture ni sous-cuisses, tel qu'il pourra être employé par le médecin. — E canule droite. — D canule courbe en caoutchouc, en bois ou métallique pour être introduite dans l'extrémité C de l'Irrigateur.

Fig. 3. — Irrigateur GG' introduit dans le vagin DD' et fonctionnant. Les jets d'eau mouillent le col BB' de l'utérus A. Les deux flèches indiquent la sortie de l'eau.

Fig. 4. — Irrigateur démonté. Irrigateur en forme de spéculum (B 2/3 inférieur, A 1/3 supérieur se vissant à la partie B.) — C tube métallique intérieur renflé à son extrémité supérieure D, et surmonté d'une pomme d'arrosoir E.

Fig. 5. — Appareil armé d'une canule transmettant l'eau minérale ou médicamenteuse.

OUVRAGES DU MÊME AUTEUR

1° Des corps étrangers des articulations. — Montpellier, in-8, 1845.

2° Des fièvres intermittentes qui règnent dans le Canton de Frontignan. — Montpellier, in-8, 1845.

3° Études générales sur les eaux minérales du Canton de Frontignan (Balaruc, la Robine, le Boulidou, les Eaux de mer), 1847.

4° Traduction des oeuvres médico-philosophiques et pratiques de G. E. Stahl. — Paris, Montpellier. 8 vol. gr. in-8, 1860-67, avec Atlas d'anatomie pathologique.

5° Stahl, sa doctrine et ses oeuvres. — Paris, gr. in-8, 1861.

6° Du vitalisme animique ; études historiques et critiques sur les doctrines physiologiques. — Paris, gr. in-8, 1863.

7° Études historiques et critiques sur la pathologie médicale. — Paris, gr. in-8, 1864.

8° Ussat-les-bains ; études médicales sur les eaux thermo-minérales de cette station — Paris, gr. in-8, 1865.

POUR PARAITRE PROCHAINEMENT

9° Études historiques et critiques sur la thérapeutique ; Paris, gr. in-8, 1865.

10° Études historiques et critiques sur la médecine légale : gr. in-8.

11° De la vraie méthode scientifique appliquée a la médecine ; gr. in-8.

12° Travaux divers de philosophie médicale et de médecine pratique, gr. in-8.

Paris. — Imp. Félix Mateste et Cie, rue des Deux-Portes-Saint-Sauveur, 22.

www.ingramcontent.com/pod-product-compliance
Ingram Content Group UK Ltd.
Pitfield, Milton Keynes, MK11 3LW, UK
UKHW021105290826
14628UKWH00014B/770